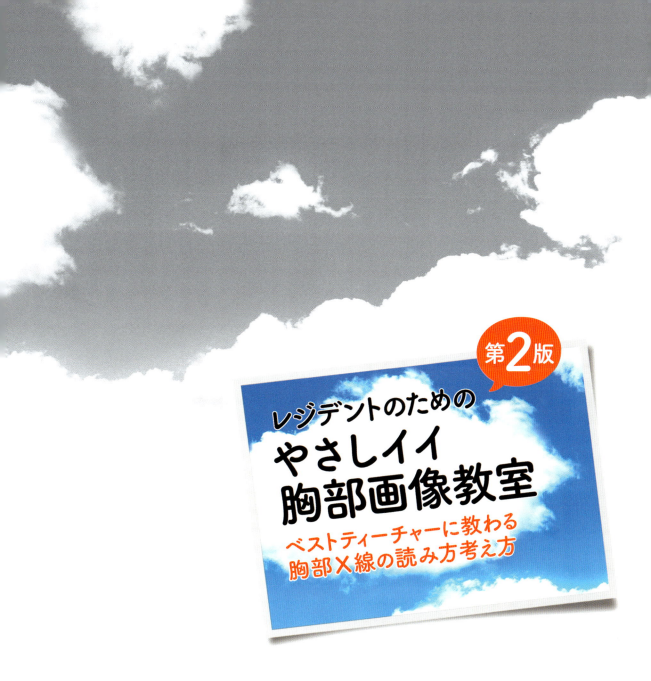

レジデントのためのやさしイイ胸部画像教室

改訂版のまえがき

この本は、学生さんや研修医の先生方をはじめ、胸部画像の初心者の方に、できるだけとっつきやすく読影の基礎を学んでもらいたいという思いで書きました。

おかげさまで刊行以降、多くの学生さん、研修医の皆さん、それにメディカルスタッフの方々や非専門医の先生方にも読んで頂いているようです。それは大変うれしいことではあるのですが、読者の方々とお話をしたり、読影をして頂いたりすると、「あ、そういうふうに解釈されましたか」とか、「私の説明が足りなかったかなぁ」とか、「違う言い回しの方がわかりやすかったかも…」とか、気になることがボツボツと出てきたのです。

で、気づいたときはその都度、「これはこういうことで～」と説明を追加したり、言い換えたりすることで、その足りなかったところを補っていました。

この4年間、そうしたフィードバックを頂く機会がずいぶん増えました。しかも、そういう箇所はだいたい同じで、「ここの書き方を変えたら、もっとバシッとわかって頂ける」とか、「もう少し例を増やすか、替えた方がわかりやすくなる」といったことが自分の中で蓄積されてまいりました。そんなことを繰り返すうちに、説明の仕方も洗練されてきた感があります。

今だったら、もっとイイものが書けるのではないか。気になっていたところをしっかり書き直すことで、最高のものにしたい。ということで、日本医事新報社さんにお願いしまして、改訂にとりかかりました。

いざ改訂を始めると「あれもこれも」と欲が出て、字数にして初版の約25％、図・写真は約40％が追加ないし変更となりました。結果、40ページ増の大改訂となりましたが、自分としては決定版といえる、とっても満足のできる本ができあがりました。

多くの先生方や学生さんからのフィードバックが、この改訂に活かされました。特にキナシ大林病院放射線診断科部長の児島完治先生からは、たくさんの助言を頂きました。児島先生はじめ皆さまに厚く御礼を申し上げます。本当にありがとうございました。

長尾大志

レジデントのためのやさしイイ胸部画像教室

初版のまえがき

私が医師になった頃は、CTなんてすぐに撮れる代物ではなく、予約して1週間後、みたいな状況でした。必然的に「すぐに撮れる胸部X線写真で、できる限りの所見をとる」態度だけは身についたと思っています。研修医～大学院の頃に教えて頂いた伊藤春海先生（現福井大学）が当時、『胸部単純X線で異常がないと言い切るには、僕でも2分かかる』とおっしゃった、その言葉がとにかく印象的でした。それほどまでに胸部X線写真にはたくさんの情報が含まれているのだなあ、と思ったものです。

その後CTが急速に普及し、性能の向上もあって、欲しいときにすぐ撮影できるようになってくると、胸部X線写真より情報量の多い、しかも、「異常」を指摘しやすいCTを皆さんアテにするようになってきました。もちろん私も例外ではありませんでした。

結果、胸部X線写真は見ない、果ては撮らない、という風潮が広まってきたのです。撮らないものは見ることができませんから、読めるようになる訓練がだんだんできなくなってきます。

留学から帰国して2年ぶりに臨床の現場に戻ってくると、その傾向はさらに顕著になっていました。自身のブランクを埋めるために勉強しつつ、滋賀医大で若い人に画像診断を教えはじめたのですが、ここ数年は若い人たちの間で、CTしか見ない、そもそも胸部X線写真を撮らない人が増えてきていて、放射線科の先生が読影所見をつけてくださる施設では、画像を見ずに所見だけ写して終わり、という人も…。

正直、危機感を持ちました。

そもそも若者が堕落する原因は、その範たる上級医が堕落している姿を見ているからではないか。こう考えて、なんとかウチの医局だけでもしっかり胸部画像、特に単純X線写真を読んでいこう、と頑張ってきました。そうして勉強すると、どんどんいろいろなことがわかるようになってきます。わかるようになると、画像診断の奥深さ、面白さが見えてくるものです。

若い人にしたら結局、教えてもらえないからわからない、わからないから面白くない。この悪循環になっていたのが、できる限りわかりやすくいろいろな所見を教えることで、結果、「読めるようになった」「面白くなった」「もっと画像を見たい」、そういう声を頂けるようになってきたのです。

胸部X線写真が持っている、たくさんの情報。これが読み取れて、患者さんに何が起こっているかがわかるようになると、画像診断はとっても面白くなります。その面白さを伝えたいと考えて、いろいろと工夫を凝らしてきました。

また、「なぜ」その所見が生じるのか、これがわかると、病態と所見を絡めてトータルで「起こっていること」が理解できるようになる。そうなると、呼吸器がますます面白くなってくるのです。そういう病態の理解にはCT画像が大いに役立ちます。

このような胸部画像の奥深さ、面白さを、少しでも多くの方に知って頂きたいと考え、ブログ「やさしイイ呼吸器教室」で紹介してきました。それが役に立つ、という声を頂き、これまでに書いた記事を書籍化しましょう、というお話を頂きました。

前著『レジデントのためのやさしイイ呼吸器教室』と内容は一部重複するのですが、いろいろなご意見を頂いたり見直したりする中で、原稿を大幅に書き直し、加筆を行い、症例画像の多くを入れ替えました。

基本的な方向性としては、初学者の方に胸部画像の面白さを知って頂き、興味を持って頂くことを目的としています。そのため、できる限り用語などはシンプルに、クリアーに定義しております。専門の先生がご覧になると「ここは厳密じゃないな」と感じられるところも多々あるでしょうが、そこは不問にして頂けましたら幸いです。

力を入れたのは機序の解説で、「なんでこう見えるか」という説明に多くのページを割きました。また、単純X線写真でここまで読めるんだ…というところをお示しして、マニアの入り口までお役に立てるように工夫しました。初学者の方に教える機会の多い先生方にも参考にして頂けるのではないかと思います。

本書によって胸部画像診断の面白さを知って頂ければ、これ以上の喜びはありません。そして本書を卒業され、「もっと多くのことを知りたい」と成書を手に取られる方が増えることを念願しております。

前著に引き続き、日本医事新報社の皆さんには本当によくしていただき、感謝しています。また、伊藤春海先生はじめ、これまでに貴重なご指導を頂いた多くの先生方、画像の蒐集にご協力を頂いた滋賀医科大学放射線科・呼吸器外科・呼吸器内科の先生方、ならびに関係する全ての皆さまに深く感謝いたします。

長尾大志

レジデントのためのやさしイイ胸部画像教室

目次

第1章　読影を始める前に知っておくべきこと

X線写真の原理	水は白、空気は黒	2
	密度の変化が異常陰影を作る	4
	水と空気の境界に「線」が見える	5
シルエットサイン	シルエットサインの原理	6
	肺の区域を覚えよう	7
	その線は、どの肺区域に接するのか	10
読影の手順	撮影条件を確認する	11
	胸部X線写真を見る／読む順番	13
	比較読影は必ず行う	15
	オッカムの剃刀	17
	読影の実際	18
胸部CTの基礎知識	肺野条件と縦隔条件	19
	縦隔条件で認識できるもの；石灰化病変	21
	縦隔条件で認識できるもの；脂肪	24
	造影CT；動脈相と静脈相で見るべきもの	25

第2章　胸部X線写真のどこを見るか

骨・軟部陰影		広〜く見渡しましょう	28
		肋骨の数え方	30
		肺・胸郭の大きさを評価する	32
		胃泡の使い方	36
縦隔陰影		縦隔にあるもの	37
		縦隔の動きを見る	41
	気管	気管の走行を見る	42
		ハッキリと気管が追えるか	45
		気管の横に白い部分があるか	46
		気管狭窄の有無	47
		傍気管線を認識する	48
	血管	奇静脈を認識する	50
		大動脈弓を追う	51
		下行大動脈を追う（A-P window）	53
	気管分岐部	気管分岐部を認識する	55
		気管分岐部の角度変化を見る	56
	縦隔気腫	縦隔気腫	58
	肺門陰影	肺門陰影を見る	60
		肺門付近の腫瘤を見たときに確認すべきこと	62
		両側肺門リンパ節腫脹とバタフライ陰影との違い	66
		バタフライ陰影〜心不全の陰影	68
	リンパ節	リンパの流れ	72
		リンパ節腫脹の見かた；右肺原発肺癌の場合	74
		リンパ節腫脹の見かた；左肺原発肺癌の場合	76
	心陰影	心陰影を見る	78
横隔膜		肋横角に注目する	81
		横隔膜とその裏に注目する	82

肺野		肺野の区分を正しく覚えよう	85
		その陰影は片側か両側か	87
		その陰影は中枢か末梢か	88
		陰影の辺縁から推測できること	89
		毛髪線（hair line）	90
異常とまぎらわしい正常像		気管が曲がる…？	93
		結節か、石灰化か、血管影か	94
		第1肋軟骨の骨化	97
		pericardial fat pad（心膜外脂肪）	99
挿入されたチューブ類		チューブ類の先端位置を確認する	100

第3章　X線で黒くなる病態と白くなる病態

黒くなる病態		肺野の「黒さ」とは	105
	肺嚢胞	肺嚢胞は空気の入った袋	106
		ブラとブレブ	107
	肺気腫	肺胞壁が壊れて肺気腫になる	108
	気胸	気胸は肺の外に空気がある	111
		気胸と肺嚢胞の鑑別	113
		気胸とニボー形成	115
		自然気胸でニボーが見られる理由	117
連続性に白くなる病態		X線でべったりと白くなる病態とは	118
		手っ取り早い見分け方	119
	胸水	胸水が少ないうちは…	121
		肺下胸水	123
		仰臥位での胸水	124
		被包化胸水・葉間胸水（vanishing tumor）	125
		胸水が増えてくると…	126
		胸水が満タンに近づいてくると…	127
	腫瘤影	腫瘤影の特徴	129
	無気肺	無気肺の定義	131
		肺がしぼむと、周囲の構造を引っ張り込む	132
		無気肺と血管影	134
		気管の偏位に注目する	136
		無気肺で肺が縮むということ	138
		できたてホヤホヤの無気肺	141
		片側が真っ白 ➡ 次にとるべき行動は？	143
	コンソリデーション	コンソリデーションとは	144
		肺胞が水浸しになるとコンソリデーションを呈する	146
		X線で見える肺の構造	147
		エアブロンコグラムの存在が意味すること	148
	すりガラス影	コンソリデーションとすりガラス影の違い	150
		すりガラス影の性質（向こう側がぼんやり見える）	151
		すりガラス影と言えば間質性肺炎	152
		間質性肺炎か、それ以外のすりガラス影か	154
		胸部X線写真におけるすりガラス影とは	156

白と黒が混在する病態	肺の線維化とは	158
	牽引性気管支拡張	159
	蜂巣肺	160
	UIPパターン	162
	NSIPパターン	166
	OPパターン	168
	CPFEとは	170

第4章　胸部CTで見えるもの

正常CTの見方	CT画像での肋骨の数え方	174
	胸部X線写真とCTの位置関係	176
	CTでどこまで見えるか	180
	異常影の成り立ちを理解するには	181
小葉の構造を詳しく見る	肺の末梢はどうなっているか	183
	小葉を拡大して見てみると…	184
	空気の通り道	185
	血液の通り道	186
	リンパ系	187
	狭義の間質と広義の間質	188
小葉が侵されるとどうなるか	カーリーのA線・B線・C線	189

第5章　CTで飛び飛びに白くなる病態

	飛び飛びに白くなる陰影とは	194
	小葉構造のどこに「粒」が乗っているのか	195
小葉中心性粒状影	細気管支炎	196
	細気管支炎をさらに詳しく見ていく	198
	過敏性肺炎は粒状影かすりガラス影か	200
	小葉中心性粒状影を来す疾患とは	202
	肺結核	203
	非結核性抗酸菌症(MAC症)	205
	非結核性抗酸菌症(*M. kansasii*症)	207
	マイコプラズマ肺炎	208
	気管支肺炎(マイコプラズマ以外)	210
	びまん性汎細気管支炎、真菌症	212
	肺ランゲルハンス細胞組織球症	213
	珪肺	214
小葉中心部・辺縁部に存在する粒状影	リンパ管の配置に注目する	216
	サルコイドーシス	218
	癌性リンパ管症	220
	急性好酸球性肺炎	222
ランダム分布の粒状影	ランダムに「粒」が分布する疾患とは	223
	悪性腫瘍の血行性肺転移	224
	粟粒結核	226

結節影・腫瘤影	結節影・腫瘤影の定義	227
	スピキュラ、胸膜陥入像	228
	ノッチ (notch)	230
	空洞形成	231
	CT angiogram sign	233
	石灰化	234
	halo sign	235
	GGO（ground-glass opacity）の鑑別診断	236
	extrapleural sign	238
	乳房に惑わされて…？	240
気管支拡張像	気管支拡張症とは	243
	signet ring sign	244
	トラムライン (tram line)	246
	アレルギー性気管支肺アスペルギルス症（ABPA）	247

第6章　読影クイズ

	これまでの読影ポイント総まとめ	250
初級編	症例 1～5	253
中級編	症例 6～10	271
上級編	症例 11～15	291

第1章

読影を始める前に知っておくべきこと

1 読影を始める前に知っておくべきこと

X線写真の原理①
水は白、空気は黒

- ご存じの通り、胸部X線写真や胸部CTは白黒写真です。「3Dだ、4Kだ」という時代に、あえて「白黒」なのです。この「白黒」の意味をまず知ってください。

- X線写真を撮るときには、X線管（線源）からX線が出て、それが検出器（昔はフィルムでした）に当たります。途中で身体を通過したX線を検出器で受け取り、どの程度X線が吸収されたかの度合いによって白黒の濃淡で表現をしているのです。

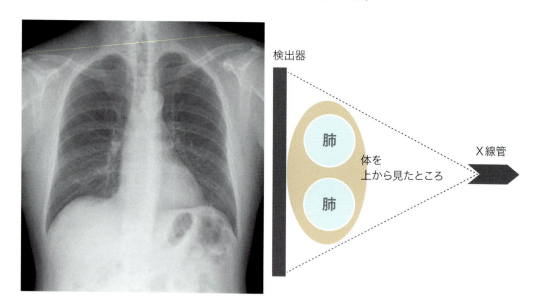

- X線が身体の外を通る場合、X線管を出てから検出器に至るまでには空気しかありません。空気の密度はほぼゼロです。そのためX線はほとんど吸収されず、検出器には多くのX線が到達します。その結果、その場所は黒く写るのです（右図の🟡部分）。すなわち、空気は、X線写真やCTでは黒く見えるということです。

　昔で言いますと、「出たX線のほとんどがフィルムに当たって、フィルムは感光し黒くなる」ということになります。私たちフィルム世代は、「フィルムに強い光が当たると感光して真っ黒になる」ということを知っていますから、この感覚はきわめて自然に受け容れられるのですが…。デジカメ世代の皆さんにうまく伝わるでしょうか？

- 一方、組織の密度が水（＝ $1g/cm^3$）に近い、あるいは水以上の部分では、X線の多くは吸収されてしまい、ほとんど検出器に到達しません。結果、その場所は（フィルムが感光しないのと同じ理屈で）白く写るのです（右図の🔴部分）。

- というわけで、「水は白、空気は黒」これが大前提になります。

| X線写真の原理 | シルエットサイン | 読影の手順 | 胸部CTの基礎知識 |

- では、肺を通ってきたX線はどうでしょうか。
- 肺は、多くの袋（肺胞）が集まってできています。袋の中には空気があります。肺胞の壁（水と同じ密度）と、肺胞内の空気の割合は、だいたい1：9。つまり、肺の中には、**水分（肺胞壁）が1割**と、**空気が9割**含まれているのです。

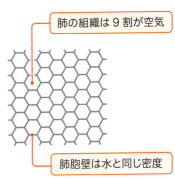

肺の組織は9割が空気
肺胞壁は水と同じ密度

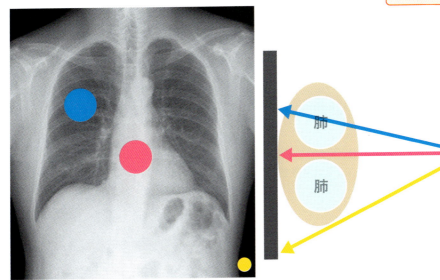

- X線は、肺内に存在する水分の割合だけ吸収されますから、1割分だけ吸収され、9割方検出器に届きます。ということは、画像としては9割方黒くなります。逆に言うと、空気よりは1割分白くなる、ということです（図の●部分）。

- まとめると、
  - 空気 ——————————— 密度 0 g/cm³：黒色
  - 筋肉・軟部組織（≒水）—— 密度 1 g/cm³：白色
  - 肺 ———————————— 密度 0.1 g/cm³：1割だけ白に近づいた黒色

という原理で、胸部X線写真は描かれているのです。

1 読影を始める前に知っておくべきこと

X線写真の原理②
密度の変化が異常陰影を作る

- 肺が病気になると、肺の密度になにがしかの変化が起こります。
    - **肺胞が減ったりして空気成分が増えるか**
    - **炎症や腫瘍が生じて水成分が増えるか**

- いずれにしても、肺の密度は変化します。その変化のパターンをとらえるのが、「読影」という作業なのです。

- そのパターンを表す言葉は色々とありますが、ややこしいことに、胸部単純X線写真しかなかった時代からCT全盛の今日に至るまで、色々な方が色々なことを言っておられて、随分と用語が入り乱れているのが現状です。
- この本では、出来る限り機序と陰影を結びつけて理解して頂きたいので、考え方をシンプルにして、以下のような用語を使っています。

黒くなるもの（肺胞が減る、空気含有量が増える）

- 肺嚢胞
- 肺気腫（肺低吸収域）
- 気胸

白くなるもの（水分含有量が増える）

- 胸水・無気肺
- すりガラス影・コンソリデーション（浸潤影）
- 粒状影・結節影・腫瘤影

白と黒が混在するもの

- 空洞
- 気管支拡張
- 網状影
- 蜂巣肺

X線写真の原理③
水と空気の境界に「線」が見える

- 水（白い陰影）と空気（黒い陰影）の境界には「線」が見えるようになります。
- 胸部X線写真に写る組織のうち、<u>水の密度に近いのは心臓、血管、骨、腹部臓器など</u>。空気の密度に近いのは、ご存じ、肺ですね。つまり、肺に接する構造物が線を形成する、と考えて下さい。

- ただし、それは<u>視線の方向が境界に対して接線となる場合</u>に限ります。
- 逆に、線が見えている、ということは、視線方向が接線をなすような形である、ということになります。

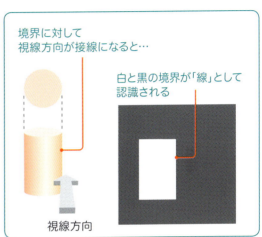

- 正常で見える線には以下のようなものがあります。

　①身体の外縁
　②肺の輪郭
　③気管〜気管分岐部
　④右主気管支
　⑤左主気管支
　⑥右肺動脈〜血管影
　⑦左肺動脈〜血管影
　⑧心陰影（右1弓、2弓、左1〜4弓）
　⑨大動脈弓〜下行大動脈
　⑩横隔膜、胃泡
　⑪肋骨横隔膜角

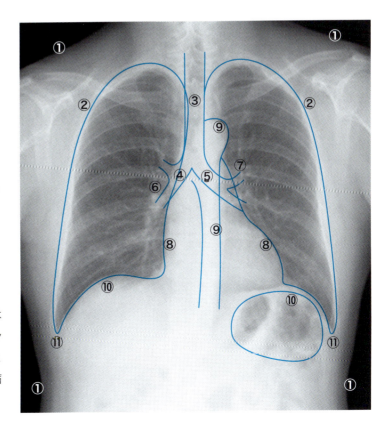

- これら元々見えているはずの線が消えることを「シルエットサイン陽性」といい、構造物に接して病変があることを表します。

1 読影を始める前に知っておくべきこと

シルエットサイン①
シルエットサインの原理

- シルエットサインとは、心臓や大動脈などでできる線（右2弓とか）に隣接して病変ができると、その線が消える現象です。

シルエットサインの原理をどうやって説明しよう…ふと目についたのが、お茶のペットボトル。心臓（大動脈）をペットボトルに、病変部を水にたとえて、説明してみます。

①ペットボトル（心臓）と水（病変部）が前後にずれている場合。ペットボトル外縁の接線は空気と接触したままですから、線が残って見えます。これは「**シルエットサイン陰性**」です。

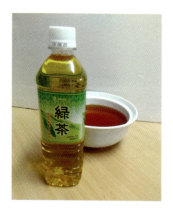 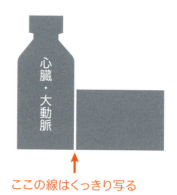

ここの線はくっきり写る

②ペットボトルと水が接している場合。ペットボトル外縁は水に接触していて、空気とは接触していません。したがって、空気とのコントラストでみられた外縁の線は見えなくなります。つまり、「**シルエットサイン陽性**」です。

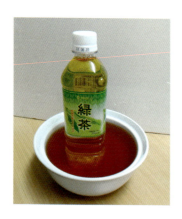 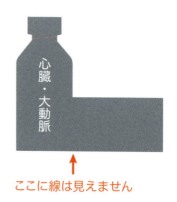

ここに線は見えません

シルエットサイン②
肺の区域を覚えよう

- これまで説明した胸部の線は、**心臓や大動脈といった（水濃度の）構造物が肺（空気濃度）のどこかと接することで見えている**わけです。それが、隣に水濃度の病変がやってくることで、「水の隣に水」となり、線が消えるのがシルエットサイン。
- ということは、元々ある線が肺のどのあたりと接しているのか、それを知っていれば、**シルエットサインを使うことで肺のどこに病変があるかを知ることができる**のです。
- 肺のどこにあるか、肺の中における住所を表すのが、肺を大きく10個に分けた「区域」と呼ばれる場所です。$S^1 \sim S^{10}$ の番号がついています。Sは Segment（区分、部位）の頭文字です。

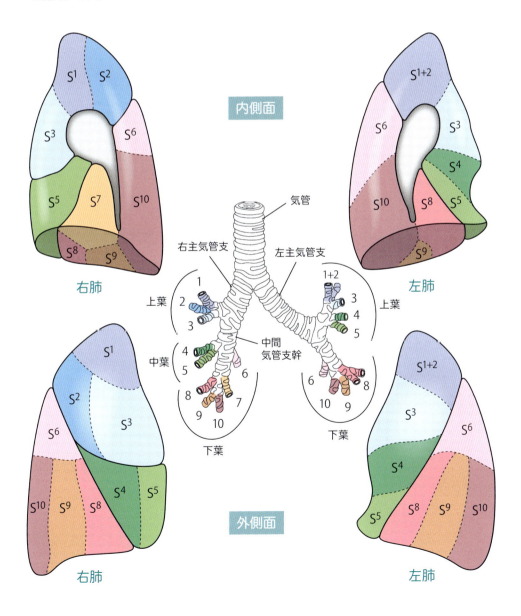

1 読影を始める前に知っておくべきこと

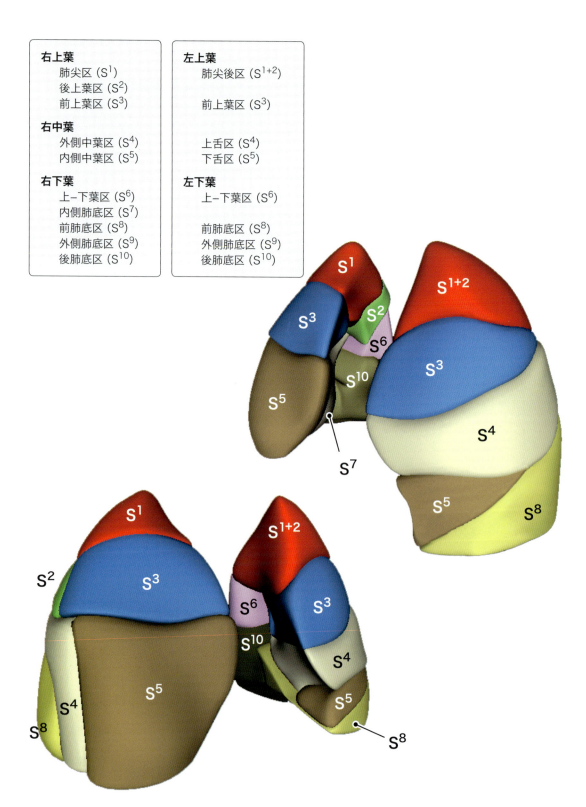

右上葉
　肺尖区 (S^1)
　後上葉区 (S^2)
　前上葉区 (S^3)

右中葉
　外側中葉区 (S^4)
　内側中葉区 (S^5)

右下葉
　上-下葉区 (S^6)
　内側肺底区 (S^7)
　前肺底区 (S^8)
　外側肺底区 (S^9)
　後肺底区 (S^{10})

左上葉
　肺尖後区 (S^{1+2})
　前上葉区 (S^3)

　上舌区 (S^4)
　下舌区 (S^5)

左下葉
　上-下葉区 (S^6)
　前肺底区 (S^8)
　外側肺底区 (S^9)
　後肺底区 (S^{10})

3D HumanLung ⓒ iAppsPlus 2012

- 肺区域は、困ったことに立体的な構造ですから、二次元で表すのは本当に難しいです。しかも覚えるのも難しい、ということで考案されたのが、気管支体操。『これを知れば呼吸器の診断が楽になる』（周東 寛先生著）という本が原典のようです。
- それを羽白先生が滋賀医大に持ち込まれて布教活動を行われ、筆者が引き継がせていただいて今に至ります。少しアレンジを加えた「ブロンコ体操」滋賀医大バージョンです。
- ブロンコ体操をマスターして肺区域を覚えたら、シルエットサインへ適用しましょう。

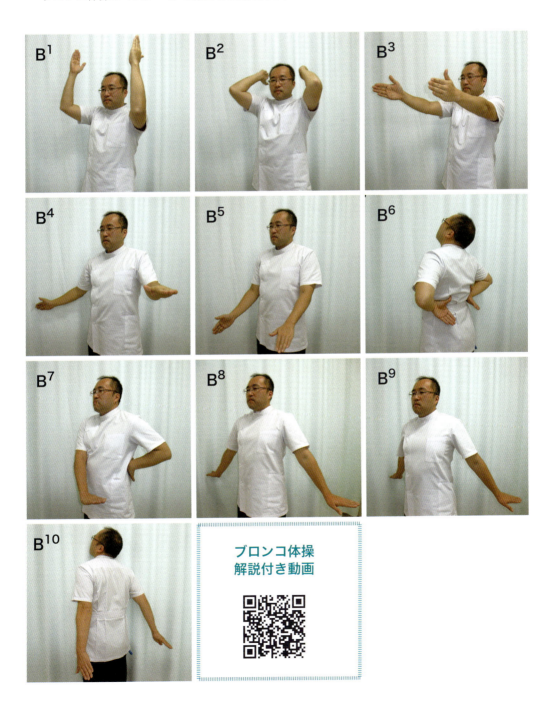

ブロンコ体操
解説付き動画

1 読影を始める前に知っておくべきこと

シルエットサイン③
その線は、どの肺区域に接するのか

- その線は、どの肺区域に接するのか。これは、覚えなくては仕方がないものです。が、ブロンコ体操を理解していただければわかりやすいはずです。

- ポイントは、
  - **心臓**は前にあるので、肺の区域では前の下（S^4, S^5：**中葉**）に接する。
  - **大動脈**は後ろにあり、肺の中では後ろ（S^6, S^{10}：**下葉**）に接する。
  - **横隔膜**はやや前方にあり、S^{10}よりは前（S^8：**下葉**）に接する。

- これらを踏まえて、図を眺めてみましょう。線の上にある数字は、**その線が消えていたらS何番に接する病変であるか**、ということを意味します。

- たとえば、右２弓が消えていたら（シルエットサイン陽性であれば）、右S^5の病変である、とわかります。

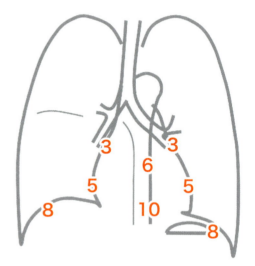

- どうしても覚えられないという方は、とにかく３と５だけ覚えましょう。

  3 + 5 = 8

  3 + 3 = 6

  5 + 5 = 10

  という計算で8、6、10を思い出せるのです！すばらしい先人の智恵ですね。

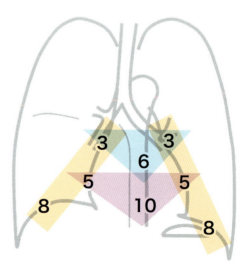

読影の手順①
撮影条件を確認する

- 胸部X線写真を読影する際にとても大事な前提条件、それは「撮影条件」が正しいことです。

正面性の確認

- まずは、**立位正面で正しい角度で撮影されている**ことを確認します。
- あとで述べるように、胸部X線写真の見方として、全体的な対称性を見るのは大切なことなのですが、それはそもそも「まっすぐ正面を向いて」撮られたものに限られます。検査室で立位撮影したものと異なり、ポータブル写真（臥位や坐位など）ではそもそも撮影時に角度がずれている可能性が多々あるのです。

- ですから、読影前にはまず撮影体位を確認しましょう。
- 当院では、立位正面以外は"**SIT**"（坐位）とか"**SUPINE**"（仰臥位）とか表示して頂いていますが、施設によってはそうではないところもあるようです。

- 簡単に正面性を確認する方法として、**棘突起が左右の鎖骨内側端の、ちょうど真ん中にあるか**どうかを見る方法があります。

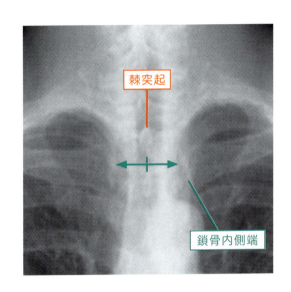

PA像かAP像か

- もう1つ確認すべきは、撮影方向です。
- 検査室で立位撮影する場合、X線管は背後にあり、検出器が胸の前に置かれます。X線は背後（posterior）から前（anterior）に向かって抜けていきますので、こういう撮り方を **PA**（posterior-anterior）像といいます。

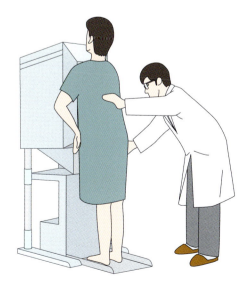

1 読影を始める前に知っておくべきこと

- ポータブル写真ではX線管は前にあり、背中にフィルムに相当する蛍光板を敷いたり置いたりして撮影を行います。ですから、X線は前（anterior）から背後（posterior）に抜けることになり、**AP**（anterior-posterior）像と呼ばれます。
- **PA像とAP像では、心臓や縦隔の大きさが違って見えます**。その理由は、心臓の相対的位置。心臓は前にありますから、PA像だと検出器のすぐそばに存在する一方、AP像では相対的にX線管に近づきます。

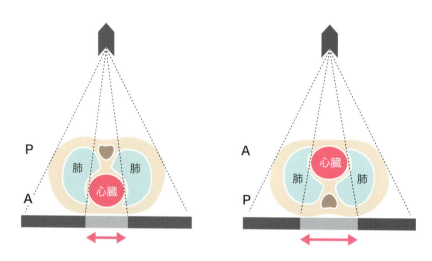

- そのため、AP像ではX線管に近い心臓や縦隔が拡大されて写るのです。したがって、特に心胸比などはAP像では参考になりません。
- 実際のX線写真を見てみましょう。同じ症例のPA像とAP像です。AP像の心臓が拡大されていることがわかります。また、臥位では腹部臓器が横隔膜を圧して挙上しますから、AP像の横隔膜の位置が高くなることが多いです。

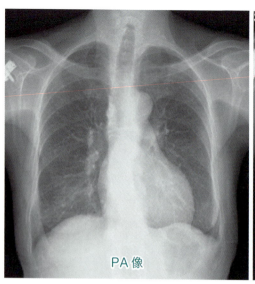
PA像

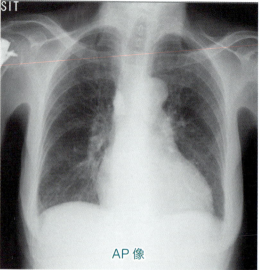
AP像

読影の手順②
胸部X線写真を見る／読む順番

胸部X線写真を何となく眺めていても、「何となく」しかわかりませんので、まずはどこに着目して見ていくか、順番を自分の中で定めましょう。

- 読む順番のポイントは、「**見逃しそうなところから読む、あるいは、見逃しそうなところをあえてしっかり読む**」ということに尽きると思います。
- 順番を定めておけば、必ず一度はすべてのポイントに目を配ることになるため、見逃しを減らすことができます。

- 見逃しそうなところというのは、だいたい決まっています。
  - 何か（心臓・横隔膜）の裏、影
  - 骨や大きな血管とかと重なっているところ
  - 肺の外

- 肺野の黒いところに結節があるのを見逃す人はほとんどいませんが、何かと重なって影になっていると結構見逃してしまいます。意識して「裏」を見るようにしましょう。

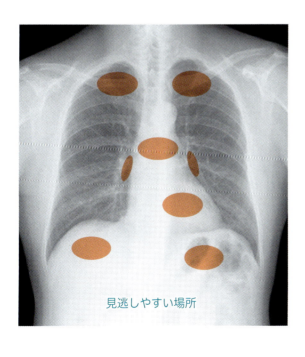

見逃しやすい場所

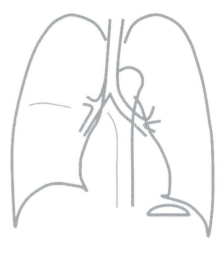

1 読影を始める前に知っておくべきこと

- また、胸部X線写真を「肺のX線写真」だと思っていると、肺の外を見逃しがちでありあります。**肺の外にも多くの情報が隠されている**のです。
- 胸部X線写真に含まれている多くの情報を、できる限り多く拾い上げる、「もったいない精神」が読影には不可欠なのです。

  もっとも、胸部X線写真のみならず、研修においてはすべてにおいて貪欲に、何でも身につけていこうという姿勢が望まれることはいうまでもありません。

- 以上の点を考慮して、まず全体像、それから影になって見落としがちな場所、最後に肺野の陰影を見るようにすると、効率よく異常が見えてくるものです。

- まず最初に撮影条件を確認して、その後①~⑥の順に見ていきます。

  ①**第一印象**：外観、肺の大きさ、左右のバランス
  ②**骨・軟部陰影**：骨折、溶骨や皮下気腫、浮腫の有無
  ③**縦隔**：気管、気管分岐部、左右主気管支、左右肺動脈、大動脈弓~下行大動脈、A-P window
  ④**心陰影**：心胸比、心臓の位置
  ⑤**横隔膜**：肋骨横隔膜角、横隔膜の裏
  ⑥**肺野**：左右比較しながら見ていく

読影の手順③
比較読影は必ず行う

- 肺野に目立つ陰影があればすぐわかると思いますが、微妙な陰影だとなかなか見つけにくい。
- そういう陰影を拾い上げるために勧められているのが、「比較をする」ということ。1ヵ所で見て「何かが起こっている」ことを認識するのは難しくても、複数の場所を比較すれば「あ、ちがう」「あ、変わってる」と、認識しやすくなるのです。
- よく新聞などに載っている「まちがい探し」。あの感覚で「違い」を探せば、異常所見を見つけやすくなるのです。

- どう比較するのか。まずは、左右の比較です。多少の違いはあれど、左右の肺野濃度はおおよそ等しいと考えられますので、左右に視線を平行移動させて、濃度の差を認識しましょう。

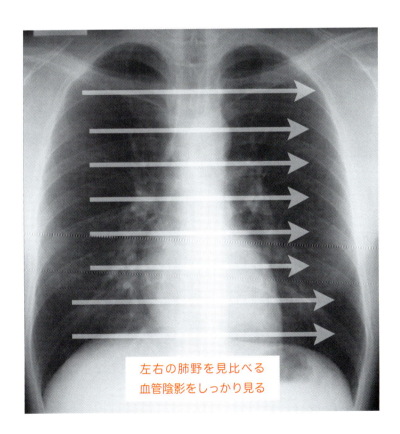

左右の肺野を見比べる
血管陰影をしっかり見る

1 読影を始める前に知っておくべきこと

- 実例を見てみましょう。左右の肺野を見比べて異常所見はありますか？

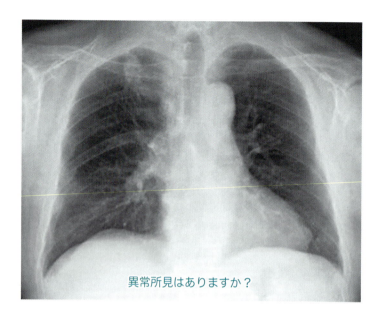

異常所見はありますか？

- 肺尖部に注目しましょう。右が濃いですね。答えは非結核性抗酸菌症でした。

- もう1点、重要な比較は、**過去画像との比較**。たとえば通勤・通学路に見知らぬビルが新しくできても、「ハテ、ここは何だったっけ？」となることが多いもの。それが、以前はこうでした、と写真を見せてもらうと、「あー、あれが無くなってこうなったのか」と認識できるわけです。過去との比較は、現実の認識を容易にしてくれます。

- 上の例で見てみましょう。10ヵ月前との比較です。右肺尖部に結節が出現したことが、過去との比較でもよくおわかりいただけるかと思います。

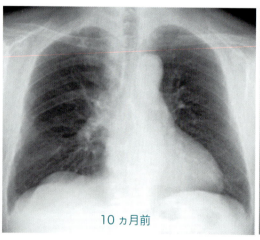

10ヵ月前

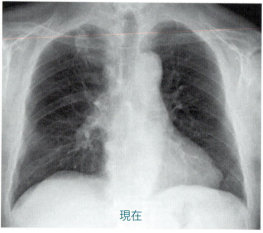

現在

読影の手順④
オッカムの剃刀(かみそり)

オッカムの剃刀、ヒッカムの格言

- 「**オッカムの剃刀**」とは、患者さんに起こっている症状・所見が一元的に説明できるような鑑別診断を考える、というやり方です。
- これに対して「**ヒッカムの格言**」という考え方があります。どの症例においても偶然に複数の疾患に罹患しうるのだから、症状に対して複数の原因を探すべきだ、という考えです。

- 通常、疾病がある一定の確率で起こるとすると、その疾病が合併する確率は［罹患率×罹患率…］となります。つまり、単発の場合よりもずいぶん可能性が低くなるので、まずは単一の疾患で考えていこう、というのが臨床推論におけるオッカムの剃刀の根拠だと思います。

- ただ、いろいろな症例を経験すると、ヒッカムの格言が当てはまるケースも経験されるわけで、臨床の現場ではオッカム、ヒッカム、どちらも考えるべきなのです。
- 特に高齢者では併存疾患が多い。高齢というだけで、いろいろな疾病の発症リスクが高まります。それ以外にも、糖尿病、COPD、AIDS/HIV 感染症など、合併症を起こしやすい病態はいろいろあります。

まずは1つの疾患で説明できるか考えてみる

- じゃあどうして、ここであえてオッカムの剃刀を持ち出したか。それは、胸部画像の読影をする上で「楽しくて、勉強になるから」です。
- **画像上のいくつかの所見を整理・統合して1つの疾患を考える**、という作業は、各疾患で見られる所見をまとめて振り返る機会になるとともに、謎解きの要素が多分にあり、知的好奇心が刺激されます。ビシッと筋の通った読影ができたときには、とっても気持ちが良いものです。
- もちろん、個々の所見を説明できる鑑別診断をたくさん挙げる、ということも必要ですが、まずは見えている所見のすべてが1つの疾患で説明できるかどうかを考えてみる。ちょっと意識してやってみましょう。

さまざまな所見を一元的にとらえる読影のやり方は、第6章で具体的に説明します。

1 読影を始める前に知っておくべきこと

読影の手順⑤
読影の実際

- 最後に、具体的な読影の流れを正常肺で示します。こんなふうに、もれなく読影できるよう練習しましょう。

> 撮影は立位正面で行われています。胸郭変形などありません。
>
> 右横隔膜は第10肋骨と交差しており、大きさは正常です。左横隔膜は1肋間低く、こちらも正常です。
>
> 骨軟部陰影には異常ありません。骨折、溶骨、皮下気腫などありません。
>
> 気管は偏位なく、縦隔気腫もありません。傍気管線ははっきり見えます。気管分岐角も正常範囲です。左右主気管支もきちんと見えています。
>
> 左右の肺動脈は拡大ありません。大動脈弓から下行大動脈はスムーズに追え、A-P window も認識できます。縦隔に他の異常はありません。
>
> 心胸比は○％で拡大なく、心臓の位置も異常ありません。心臓の裏にも異常影はありません。
>
> 肋骨横隔膜角は両側ともに鋭で、横隔膜の裏に異常影を認めません。
>
> 肺野にも特に異常を認めません。
>
> 肺野に異常があるとき ➡ 『○○○とシルエットサイン○性なので、○葉にあると考えられます』
>
> 以上より、胸部X線写真上、鑑別診断は○○…などが考えられます。

胸部 CT の基礎知識
肺野条件と縦隔条件

- 初めて CT 画像を見たときに思うのが、「なんか同じようなのが何種類もあるけど…どう違うの？ どれを見ればいいの？」ということでしょう。
- パッと見、同じような断面なのに、白っぽかったり、黒っぽかったり、黒っぽいのも何種類かあったりしますので、混乱してしまいますよね。
- まずパッと見の色合い（白っぽいか、黒っぽいか）は「条件」と言います。これは撮影、というよりも現像（？）にあたっての条件（最近はフィルムレスなので、画像の出力条件、とでも言いましょうか）です。**どの部分に焦点を当てるか、どの構造物を見やすくするか、という観点から、何種類かの条件があるわけです。**
- 肺の CT を撮る場合には、「**肺野条件**」と「**縦隔条件**」が代表的です。

肺野条件

- 最も普通に見られる画像です。全体的に白っぽく、胸部単純 X 線写真に近い雰囲気を持っています。まさに肺野をしっかり見るための条件です。

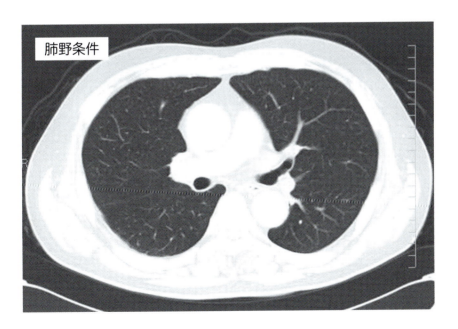

- というか、この条件は肺野という、密度 0.1 g/cm^3 のとても軽い物体に焦点を当てているため、密度が 1 g/cm^3 前後の軟部組織や骨を見るには役に立ちません。
- すりガラス影、線状影など、肺野にある陰影がきちんと見えますね。この条件では肺野だけを見ていきましょう。

縦隔条件

- 全体的に黒っぽく見え、肺野は真っ黒で何のことやらわかりませんが、それが正解。骨・軟部陰影を見るための条件なのですから。

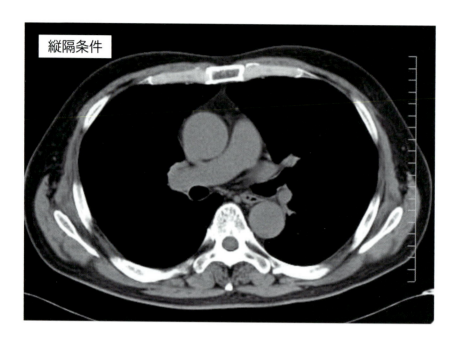

- 縦隔内の構造物はもちろんよく見えますが、縦隔だけでなく、肺野の外にある骨、筋肉、脂肪、石灰化など、肺に比べて随分高い密度の構造物（1 g/cm^3 前後）を区別することができます。
- 骨、筋肉、脂肪、それぞれの違いはおわかりでしょうか。24 ページで説明します。

縦隔条件で認識できるもの①
石灰化病変

- 縦隔条件で真っ白に見えるものは、骨と石灰化した部分です。骨はいいとして、石灰化が見られるのは、以下のような病変です。

  - 大動脈など、動脈にみられる**動脈硬化病変**
  - 縦隔や肺門のリンパ節、あるいは胸膜、はたまた肺野にみられる**陳旧性結核病変**
  - じん肺で縦隔や肺門のリンパ節にみられる **egg-shell 様変化**（214 ページ参照）
  - アスベスト曝露でみられる**胸膜斑**

動脈硬化病変

- 矢印の先に白く見える部分は、動脈内の石灰化、動脈硬化病変を表します。大動脈の内腔、壁に沿って石灰化を見ます。

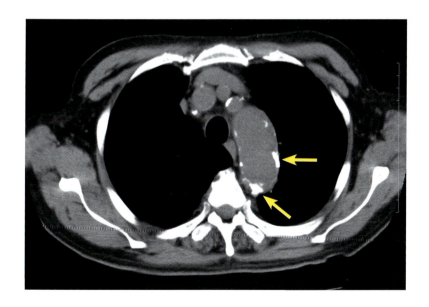

陳旧性結核病変

- 陳旧性結核病変では石灰化がよく見られますが、**石灰化があれば必ず良性であるとは言い切れません**。陳旧性結核病変が癌の母地になることもあります。（234 ページ参照）
- 中心性、層状、輪状、全体的な石灰化は良性であることが多いと言われていますが、絶対ではありません。

1 読影を始める前に知っておくべきこと

胸膜斑

- 胸膜面に沿って拡がる、大変輝度の高い石灰化病変（の痕）です。結核性胸膜炎の痕と、アスベスト吸入による胸膜斑（**プラーク** plaque）とが原因の多くを占めます。

- 厳密には、結核とアスベストでは石灰化の起こる場所が違うそうで、アスベストによる胸膜斑は血流のある壁側胸膜にできるといわれています。

- アスベストによる胸膜斑のCT像を見てみましょう。石灰化は縦隔条件でよくわかります。

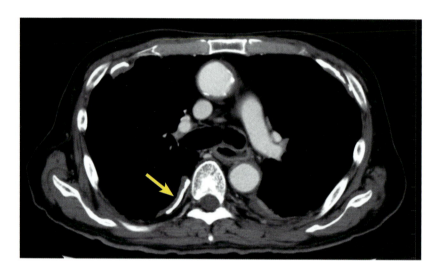

- 胸壁近くの胸膜が肥厚しています。肥厚した胸膜の、肺に近い方ではなくて**胸壁に近い方（壁側胸膜）が石灰化のために白く見える**のです。

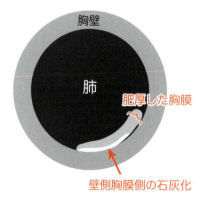

- この場所では結構X線が吸収されますから、胸部X線写真では高濃度に（白く）見えます。前から見るとかなりの広がりを持った濃い陰影に見え、接線方向ではかなり濃い線

として認識されます。こんな感じです。

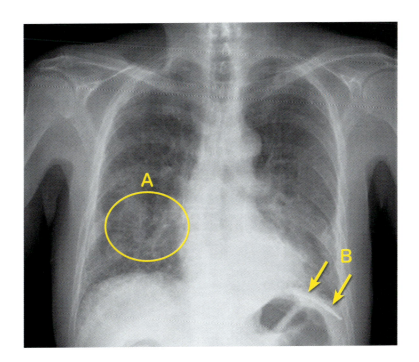

- 広がっている胸膜斑を前から見るとAのように見え、横隔膜に沿った石灰化を接線方向から見るとBのように線として見えるのです。CTで見ると、横隔膜に沿った石灰化はこんなふうに見えます。

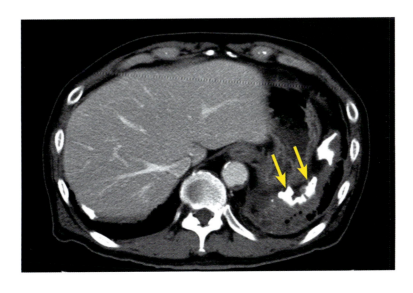

- こういう所見を見かけたら、アスベスト曝露歴・作業歴をしっかり確認する必要があります。

1 読影を始める前に知っておくべきこと

縦隔条件で認識できるもの②
脂肪

縦隔条件で脂肪は黒っぽく見える

- 縦隔条件で黒っぽく見えるものは、脂肪です。**脂肪は水よりは軽いため、黒っぽく表現されます。**
- 矢印は腋窩の脂肪を指していますが、腹部であれば内臓脂肪の沈着も見えますし、左4弓のシルエットサインでよく問題になる pericardial fat pad（99ページ参照）もすぐにわかります。

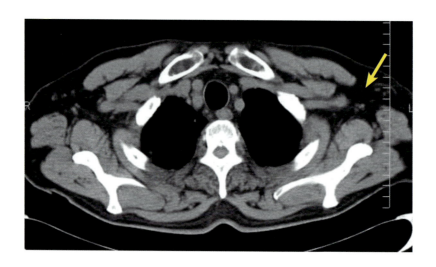

実質臓器、筋肉、水はグレーに見える

- **実質臓器、筋肉、水は同じような密度であり**、いずれも縦隔条件でグレーに見えます。血管内の血液も、体腔液も基本的には同じです。そして腫瘍性病変も、密度が水に近いため、やはり同じような濃度に見えるのです。
- そのため、特に腫瘍性病変の評価をしようかというときには、輝度が高く写る物質を含む造影剤を注射して、血管（血液）と実質を区別したり、そのエリアが造影されるかどうかを確認したりする必要があるのです。

造影 CT
動脈相と静脈相で見るべきもの

- で、その造影 CT なのですが、撮影するタイミングなどによっていくつか写り方の違いがあり、混乱の元になっています。他の臓器や MRI ほど種類は多くないのですが、とりあえずは代表的な 2 つを押さえておきたいものです。
- すなわち、①血管（血液）と実質を区別するための**動脈相**と、②毛細血管が造影される**静脈相**です。

動脈相

- 造影剤を注入した直後は、注入した方の手の静脈から上大静脈、右房・右室、肺動静脈、それに左房・左室、大動脈から大きな動脈あたりまでの血管内に濃厚な造影剤が流れ込みます。このタイミングが動脈相にあたります。
- 動脈相では、上述の太い血管内に濃厚な造影剤が満たされ、CT で白く光って見えます。
- 胸部 CT において、動脈相で見るべきは縦隔・肺門リンパ節です。縦隔条件の造影なしでは、縦隔を走る大血管と縦隔リンパ節の区別がしばしば困難です。それに対し、造影 CT の**動脈相では、血管が真っ白に見え、リンパ節はグレーですから、ハッキリ区別できるのです。**

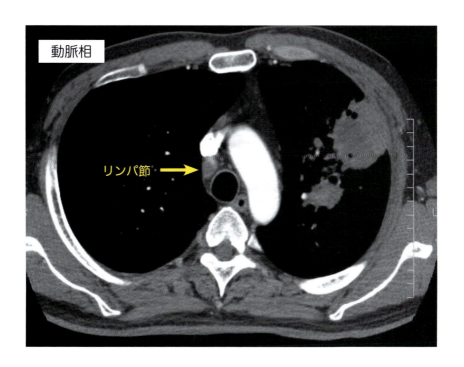

静脈相

- 造影剤を注入してしばらく経過すると、体循環の毛細血管レベルまで造影剤が巡ります。このタイミングが静脈相にあたります。
- 静脈相では、実質臓器がそれなりに白く造影されますが、**腫瘍や転移巣など、血管が豊富な箇所では造影効果が高くなり（造影剤がより多く流れ）、より白く見えます。**
- また、腫瘍内部の壊死した部分は血管もなく造影されないため、黒く「抜けた」ように見えます。下図のように、周囲が白く造影され、内側が黒く抜けた部分は、中心に壊死を伴う腫瘍の可能性を考えます。

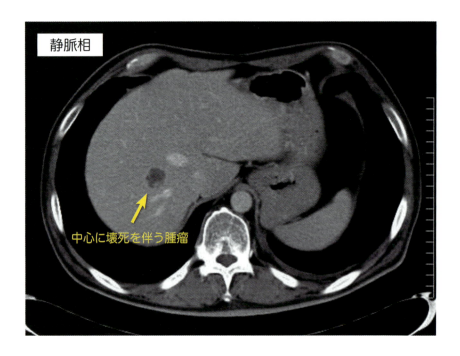

- このあたりのことを知っておくと、いっぱい並んでいる造影CTのサムネイルを見たときに「どれを見たらいいんだろう」と右往左往することは減るだろうと思います。

第2章
胸部X線写真のどこを見るか

2 胸部X線写真のどこを見るか

骨・軟部陰影①
広〜く見渡しましょう

- 肺の外には、骨や軟部組織があります。ここでよく見かける所見としては、
    - 皮下気腫・縦隔気腫
    - 軟部組織内の腫瘤
    - 体幹の浮腫
    - 溶骨性・造骨性変化、骨折
    - 胃泡や腸管ガスの異常

    などがあります。いくつかサンプルを提示します。

- まずは、広〜く眺めてみましょう。骨・軟部に異常はありますか？

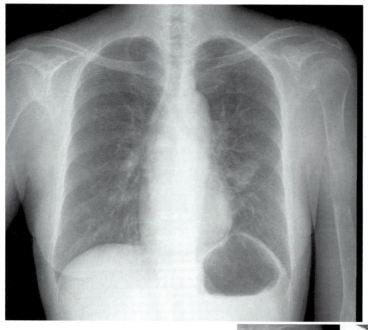

- 上腕骨の溶骨所見がみられます。肺内の結節は左上葉の腺癌で、上腕骨は溶骨性の骨転移でした。

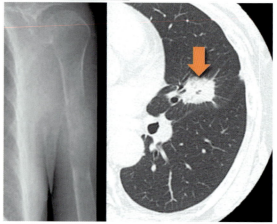

| 骨・軟部 | 縦隔 | 横隔膜 | 肺野 | 異常とまぎらわしい正常像 | 挿入されたチューブ類 |

◆ この症例も骨・軟部に異常があります。

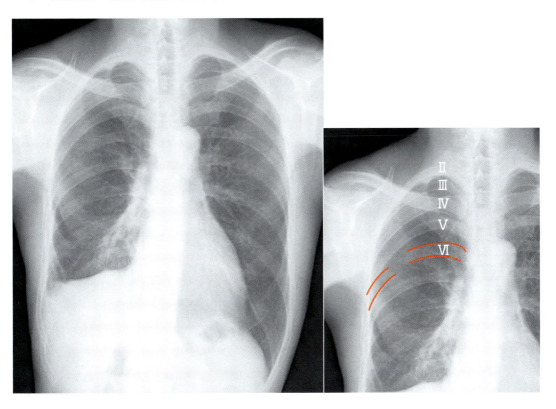

◆ 右第6肋骨（後）が途中でずれています。**肋骨骨折**ですね。

◆ 次は、処置（胸腔ドレナージ挿入）前後の写真です。処置後、何が起こったでしょうか？

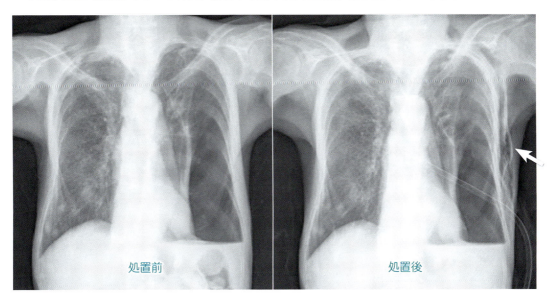

処置前　　　処置後

◆ 左の皮下に空気のかたまり（**皮下気腫**）が出来ています。

29

2 胸部X線写真のどこを見るか

骨・軟部陰影②
肋骨の数え方

- 肋骨の所見を見るにあたっては、「第○肋骨の溶骨性変化」などと言えなくてはなりません。胸部X線写真で肋骨を数えることに慣れましょう。
① まずは鎖骨を見つけます。
② 鎖骨が胸骨にくっついているところに注目します。そのすぐ下にくっついているのが第1肋骨です。結構丸いのですが、おわかりいただけるでしょうか。

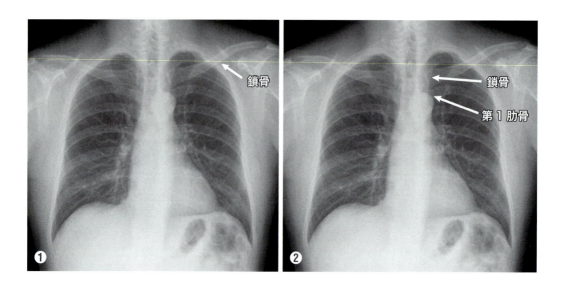

③ ちなみに、肋骨は椎骨にくっついているところ（後端）の方が、胸骨にくっついているところ（前端）よりだいぶ上なのですね。
④ 鎖骨と第1肋骨の位置関係から、第1肋骨を認識する練習をしましょう。

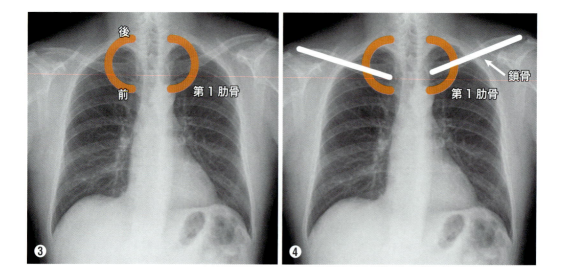

| 骨・軟部 | 縦隔 | 横隔膜 | 肺野 | 異常とまぎらわしい正常像 | 挿入されたチューブ類 |

⑤第1肋骨がわかったら、次は第2肋骨。第2肋骨は、第1肋骨の少し下、少し外側にあります。丸い形も少し大きい。同様に第3肋骨は、第2肋骨の少し下、少し外側にあります。丸い形もさらに少し大きい。

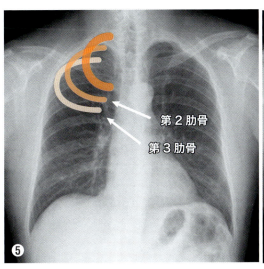
❺

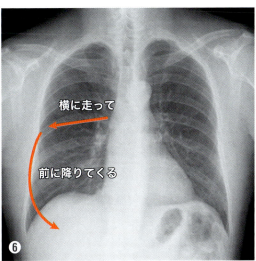
❻

⑥肋骨は後上方から前下方に向かって、こんなふうに走っています。前は厚みが薄くなるのと、肋軟骨に移行するため見にくく、後ろが見やすいです。特に第4肋骨以降になると、後ろが数えやすい。

肋骨を横から見ると…

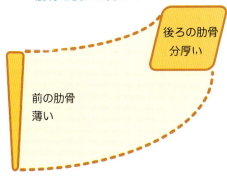

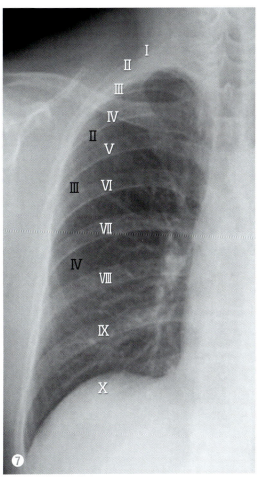
❼

⑦ということで、こんなふうに数えます。第2、第3、第4肋骨は、前に行くところにも番号（黒い文字で）をつけてあります。

骨・軟部陰影③
肺・胸郭の大きさを評価する

- 胸部X線写真のCTに対するアドバンテージの1つに、**肺あるいは胸郭の大きさが一目で評価できる**、ということがあります。CTでは肺の大きさが一目ではわかりにくい。
- 肺や胸郭の大きさがわかると、肺に起こっている出来事が瞬時にわかるメリットがありますので、見た瞬間に判断できるようになっておきましょう。

- 肺や胸郭の大きさは、**肋骨の何番目が横隔膜と交差しているか**で判断します。
- 右は、横隔膜と**第10肋骨**がちょうど真ん中へん（鎖骨中線あたり）で交差しているのが、正常の高さです。半肋間分ぐらいの上下は許容範囲として、第9肋間～第10肋間に横隔膜が入っていれば正常範囲です。
- 左の横隔膜は、右横隔膜と同じ高さ～右より1～2cm低位、が正常範囲です。
- なお、肥満者では腹部の脂肪や内臓が横隔膜を圧すため高位になる傾向があり、やせている人や高身長の人は逆に低位となる傾向があります。

- 横隔膜が標準の位置よりも上がっている場合（**横隔膜挙上**）は、肺が縮む疾患、または横隔膜が押し上げられる状態を考えます。

  - **無気肺** .... 肺が縮む、片側、真っ白い病変
  - **線維化** .... 肺が縮む、多くは両側、すりガラス影主体
  - **肺切除術後** .... 肺が減る、通常は片側
  - **横隔神経麻痺** .... 肺に病変はない、縦隔リンパ節腫脹、片側、吸気と呼気で位置が不変
  - **腹部臓器、脂肪による横隔膜挙上** .... 肺に病変はない

- 横隔膜が標準の位置よりも下がっている場合（**横隔膜低位**）は、肺が膨張する疾患、または横隔膜が押し下げられる状態を考えます。

  - **COPD（肺気腫）** .... 過膨張により大きくなる
  - **緊張性気胸** .... 片側の胸郭が大きくなる、肺は縮んでいる

- この症例は、パッと見でおわかりですね。肋骨を数えてみると…すっかり過膨張になっています。**COPD** です。

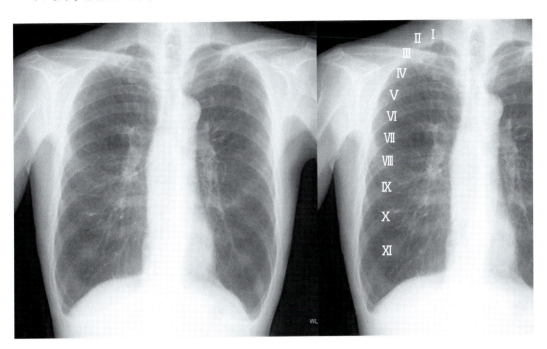

- 続いての症例は、左の横隔膜が低位になっています。よく見ると、左の胸腔内に肺の外縁（矢印）が見え、その外は真っ黒＝空気で満ちています。**緊張性気胸**によって左の横隔膜が圧されて低位になったものです。

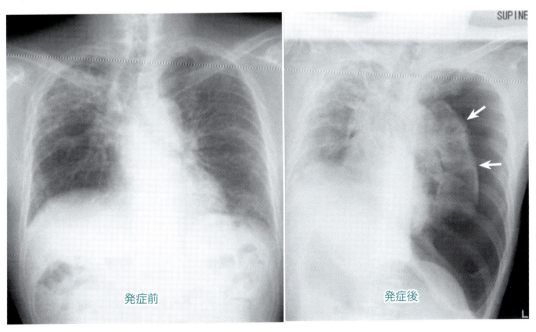

2 胸部X線写真のどこを見るか

- この症例は経時変化を見ましょう。2年間でずいぶん横隔膜が挙上しています（≒肺が縮んでいます）。両側すりガラス影＋肺が縮んでいる＝**線維化病変**と考えられます。

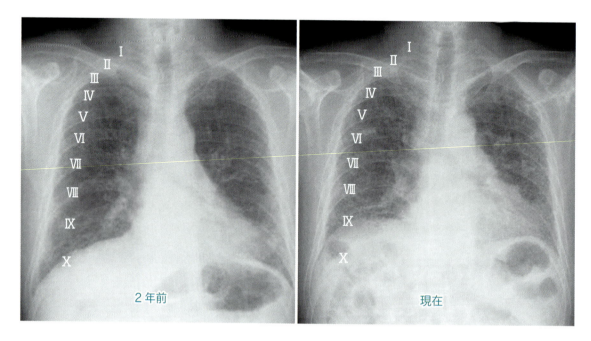

2年前　　　　　　　　　　　　現在

- こんなふうに、肺の大きさを評価する練習をしてみましょう。まずは正常肺の肋骨を数えて、大きさを確認すると良いでしょう。

- ただし、正常でも横隔膜が挙上することがしばしば見られます。下の写真は、同じ症例を同じ日に撮影したものです。どうしてこんなに横隔膜の高さが違うのでしょうか。

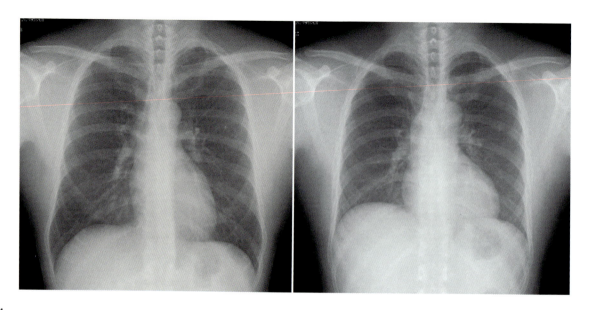

| 骨・軟部 | 縦隔 | 横隔膜 | 肺野 | 異常とまぎらわしい正常像 | 挿入されたチューブ類 |

- 実は、左は普通に深吸気で撮影したものですが、右は深呼気で撮影しているのです。吸気と呼気でこれだけ横隔膜の位置が変わるので、たとえば、胸痛があったりして深吸気できないとか、うまく指示に従えないとかの事情で横隔膜の高さが変わってくる可能性があります。

- ですから、特に他の所見がなくて横隔膜が両側性に挙上している、という場合には、きちんと深吸気できていたかどうか、確かめてみる必要があるでしょう。

- それから、高齢者で円背などがある場合も、横隔膜が挙上し肺が小さく見えます。実際に患者さんを診れば円背の有無は容易にわかることですが、X線写真では側面像の方が正面像よりもよくわかります。その際、横隔膜が挙上していることから気管分岐部が上に引っ張られ、開大してきますが、これは正常の反応であって異常ではありません。

- また、ポータブル写真、特に臥位では腹部臓器が横隔膜を圧して挙上します（12ページ）ので、横隔膜の位置は評価が難しいです。

2 胸部X線写真のどこを見るか

骨・軟部陰影④
胃泡の使い方

- 胃泡を見ると何がわかるのでしょうか。胃泡は胃の上部に空気が溜まって見えるものですが、胃のすぐ上には横隔膜があります。本当にすぐ上にあるのです。そのため**胃泡と肺の間は1cm未満**です。
- この間隔が1cm以上ある場合、まずは胸水の存在が考えられます。ほかには胃壁の肥厚（胃癌など）、肺内の腫瘤などもまれですが鑑別には入れておきます。

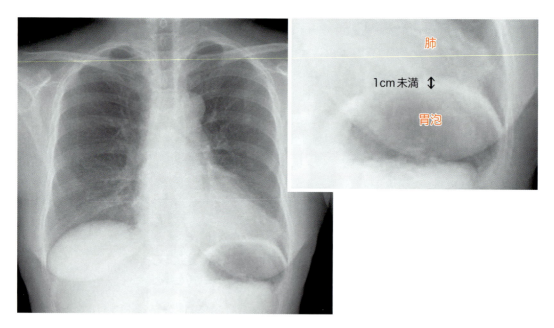

- 普段はあまり胃泡の存在を気にしませんが、こういう場合はどうでしょうか。
- 左肺が真っ白です。一体何が起こっているのでしょうか。胸水？ 無気肺？ はたまた…。
- 胃泡を確認してみましょう。随分上に上がっていますね。そのすぐ上に横隔膜がある、ということは、**横隔膜の片側性挙上＋真っ白＝無気肺**、と考えられるのです。

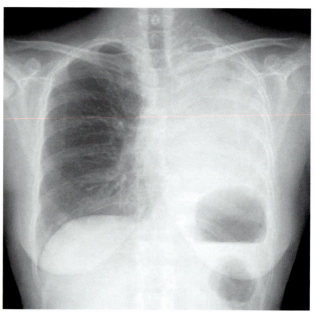

縦隔陰影①
縦隔にあるもの

骨・軟部陰影を一通り見渡せましたか？　最初に書いたとおり、読影の順番は好きなようにして頂いて良いのですが、次に、いろいろと見落としがちな縦隔を取り上げましょう。

- **縦隔**とは、左右の肺の間にあるスペースのことです。あたかも住宅のパイプスペースのごとく、中を管（気管、食道や血管・心臓）が通っています。臓器でも構造物でもないただの空間ですから、圧されたり引っ張られたりすると、容易に動きます。
- 縦隔内にある構造物は、気管、食道、血管、それに心臓です。それら大きな構造物の間には、結合組織や脂肪組織、いくばくかのリンパ節が存在します。
- で、正常の胸部X線写真や胸部CTで見えるのは、気管、食道、血管、心臓だけと考えてOKです。

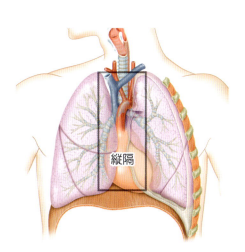

- CT像で確認してみましょう。目印となる大動脈弓の高さでのスライス **B** と、その少し上のスライス **A** です。

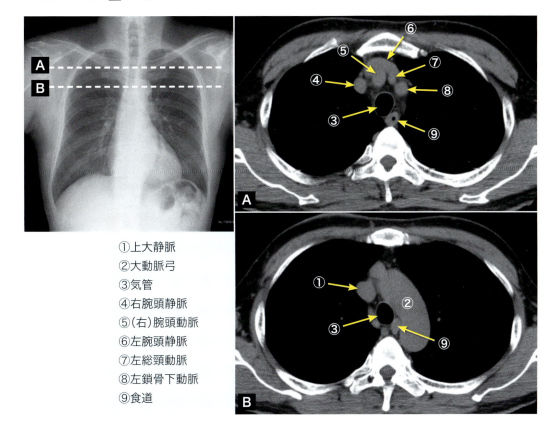

①上大静脈
②大動脈弓
③気管
④右腕頭静脈
⑤(右)腕頭動脈
⑥左腕頭静脈
⑦左総頸動脈
⑧左鎖骨下動脈
⑨食道

2 胸部X線写真のどこを見るか

- リンパ節もたくさんありますが、通常は見える大きさではありません。それが、肺癌や感染症その他の疾患で、リンパ節腫脹を来すと、そのリンパ節が目に見えるカタマリとして認識できるようになります。もちろんCTの方が感度は高いのですが、胸部X線写真でも結構見えるものなのです。
- 特に上の方にある、気管〜気管分岐部、食道や大血管などは、圧されたり引っ張られたりする病変を見つけるのに便利です。気管周りを見るときに知っておきたい構造物とその見え方を確認しておきましょう。

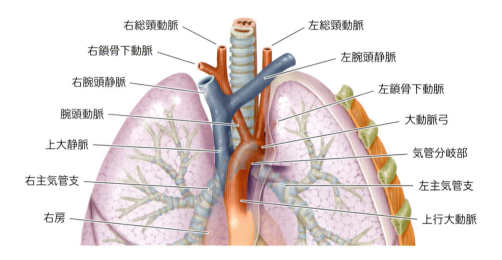

- 上の図に示した気管〜気管分岐部〜左右の主気管支、上大静脈〜右房、大動脈弓あたりは、胸部X線写真ではこのように見えます。

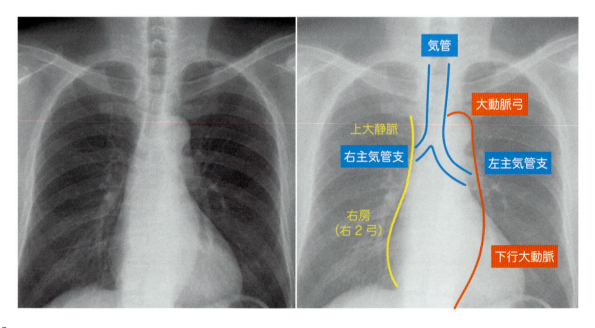

| 骨・軟部 | 縦隔 | 横隔膜 | 肺野 | 異常とまぎらわしい正常像 | 挿入されたチューブ類 |

- **気管**は、空気の棒みたいな黒い帯状の構造物として見えます。声帯狭窄部からほぼ正中を走り、気管分岐部で左右に分かれます。右主気管支はごく短いですが、左主気管支は結構長く、よく見えることが多いです。
- **上大静脈**は鎖骨のあたりから見えるようになり、下に降りてそのまま右房（右2弓）に移行します。
- **上行大動脈**は角度の関係で正面写真では見えません。大動脈弓〜下行大動脈はハッキリと見え、横隔膜を越えると見えなくなります。

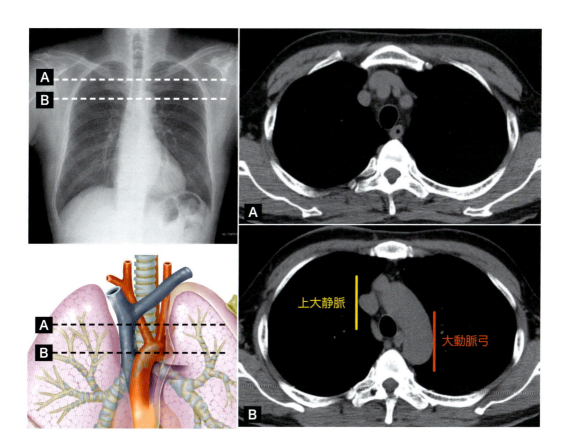

- CTで確認してみましょう。
- 鎖骨の高さ **A** では、上大静脈も、大動脈から分岐した太い動脈（総頸動脈、鎖骨下動脈、腕頭動脈）も接線をなさないことが多く、正面像で線はあまり認識できません。
- 大動脈弓の高さ **B** では、上大静脈と大動脈弓は前から見たときに接線を形成しますから、正面像で線として認識できるのです。

2　胸部X線写真のどこを見るか

- 上大静脈の見え方には個人差があり、線がほとんど認識されないケースもしばしばあります。

- この症例は、X線写真では気管の右側に線があるような、無いような…。CTで見ると、上大静脈の接線が椎骨と重なっており、そのために目立たないようです。

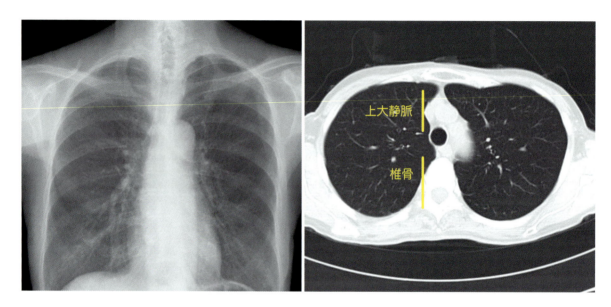

- この症例はどうでしょう。上大静脈の線が見えるような、見えないような…。CTだとしっかり接線があるように見えるのですが、正面像だとごく薄くしか見えないこともあるのです。

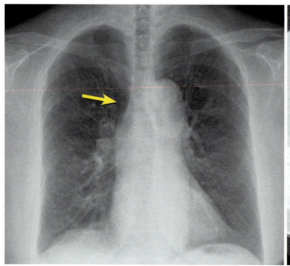
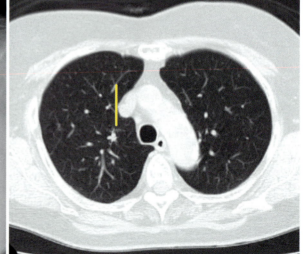

縦隔陰影②
縦隔の動きを見る

- 縦隔を見るときに、まず見てほしいのは「**ちゃんと正中に位置しているか**」ということ。

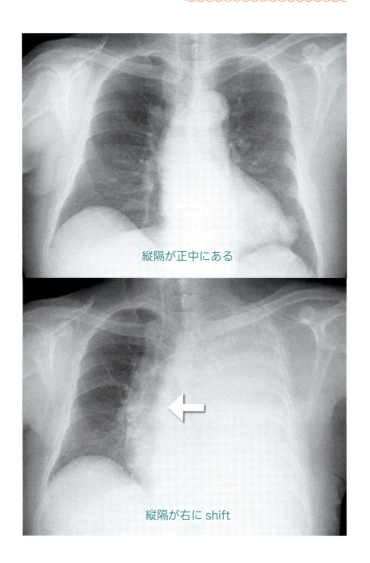

縦隔が正中にある

縦隔が右に shift

- 縦隔は思っている以上に「やわやわ」で、患側あるいは健側に shift します。代表的なのは、**胸水・緊張性気胸**（健側への shift）、**無気肺・線維化**（患側への shift）などです。まずは、縦隔の偏位があるかどうかを確認しましょう。

2 胸部X線写真のどこを見るか

縦隔陰影③
気管の走行を見る

- 縦隔を見る上でポイントはいくつかありますが、まずは気管から始めましょう。気管のあたりで見るべきポイントは、次のようなものがあります。

  - 気管の走行（左右の偏位）
  - ハッキリと気管が追えるか
  - 気管の横に白い部分があるか
  - 気管の狭窄
  - 傍気管線・奇静脈
  - 縦隔気腫

- 気管の走行は、ほぼ正中で、大動脈があるため少し右に圧されている感じです。その本来の走行から右にはみ出したものを「右に偏位」、左にはみ出すと「左に偏位」といいます。

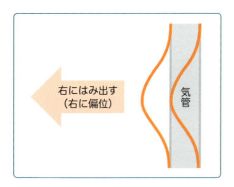
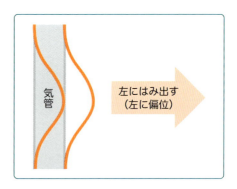

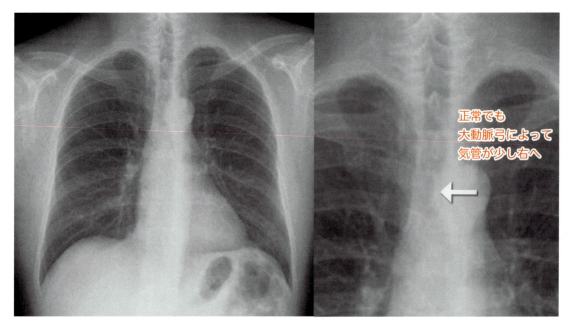

正常でも大動脈弓によって気管が少し右へ

- 気管が偏位する理由はたいてい、圧されるか引っ張られるかのどちらかです。圧されるのは何か（できものが）出来たときで、引っ張られるのは 32 ページで挙げた、肺が縮む病変や肺の切除後などです。

  - 圧される ……………… **腫瘤、胸水**
  - 引っ張られる ………… **無気肺、線維化、肺切除後**

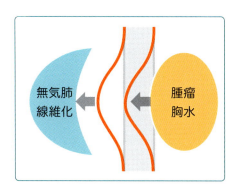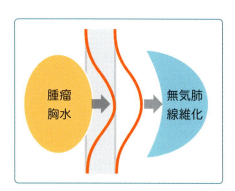

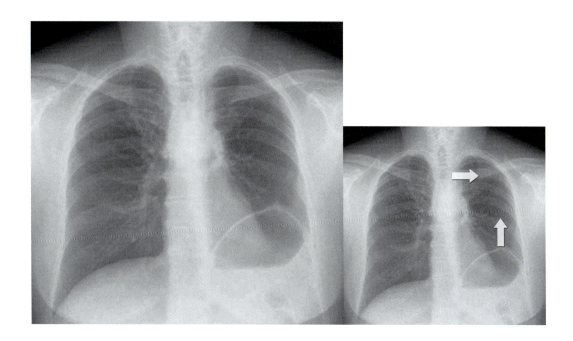

- 左上葉切除後の症例です。左横隔膜挙上があり、気管が左に shift していますね。**横隔膜も気管も、左に引っ張り込まれています。** すなわち、左肺の volume（容量、大きさ）が低下しているのです。
- 横隔神経麻痺との違いはここにあります。横隔神経麻痺は、ただ麻痺しているだけなので、横隔膜は高位になりますが、気管の動きはないのです。

胸部X線写真のどこを見るか

気管の動きを見るときのポイント

- 圧す病変、引っ張る病変がなくても気管や縦隔が偏って見えることがあります。たとえば、そもそも正面から撮られていない（ポータブル写真などに多い）、側弯がある、亀背・円背があるなど、いろいろな理由で気管の位置がずれて見えるのです。

- ですから、気管の偏位にも意味のあるものとないものがあることになります。何らかの病変が気管の近傍に存在して、かつ気管が動いている場合には、その動きには意味がある。でも、気管近くに何も病変らしきものがなければ、その動きはあまり意味を持たない。

- そこで、気管の偏位を認めたら、まずは撮影条件（ポータブルかどうか）、正面性（11ページ）を確認します。正面から撮られていなければ、気管の位置はあまり気にしなくていいでしょう。

- そして気管の偏位を起こしうる原因となる陰影、ないし病歴を探しましょう。具体的には、気管の近くに何らかの陰影があるかどうか。それから、容量の変化を反映して、横隔膜が挙上、あるいは低下しているかどうか。あとは胸部（肺・心臓・食道など）の手術歴があるかどうか。

- 原因となる陰影や病歴がない「気管の偏位」には、診断的価値はあまりありませんので、時間が限られているカンファレンスなどでは、あえて所見として挙げないこともあります。

| 骨・軟部 | 縦隔 | 横隔膜 | 肺野 | 異常とまぎらわしい正常像 | 挿入されたチューブ類 |

縦隔陰影④
ハッキリと気管が追えるか

- ニュアンスとしてお伝えするのが難しいのですが、見慣れてくると、気管〜気管分岐部〜主気管支あたりをハッキリ追えるかどうか、わかるようになってきます。
- 左の画像ではスッスッと分岐のところが追えるのですが、右の画像は何か追いにくくないでしょうか。ハッキリしない、といいますか。

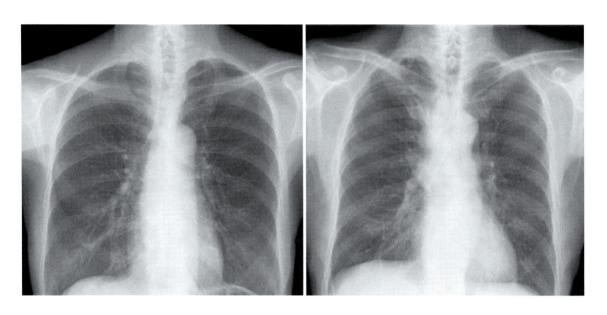

- たぶん、こんな感じなんでしょうけど、追いにくいのです。このような場合、気管に重なって、リンパ節など腫瘤が存在している可能性があります。

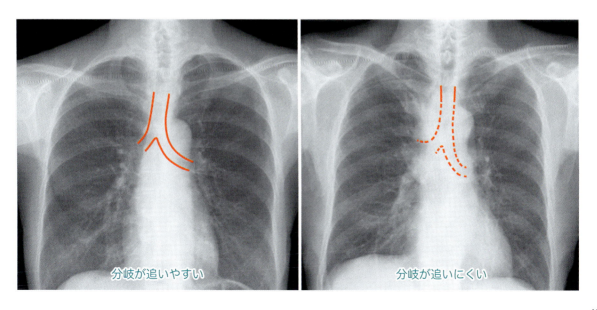

分岐が追いやすい　　　分岐が追いにくい

2 胸部X線写真のどこを見るか

縦隔陰影⑤
気管の横に白い部分があるか

- 気管の右隣には、これといった構造物はありませんでしたね（37ページ参照）。上大静脈は気管より前にあって、接してはいません。
- 気管の左隣には大動脈弓とそれに続く下行大動脈、上方には大動脈から分岐する3つの動脈があります。
- ですから、気管の右隣に病変ができると、右横に白い部分が見えるはずです。気管の左隣に病変ができると、大動脈の周囲に白い部分が増えてきます。
- この所見を、前ページの「気管が追いにくい」所見と組み合わせることで、「なんかこの辺がおかしい」と目星をつける根拠になります。

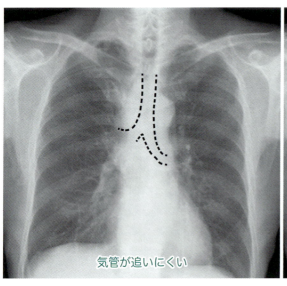

気管が追いにくい

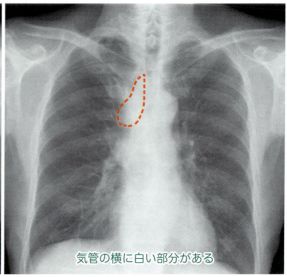

気管の横に白い部分がある

- 正常では肺しか見られないあたりが、白くなっています。ここに何かあるのでは？
- CTで見ると、気管の右隣から前面にかけてリンパ節が見られます。こいつが、気管の走行を見えにくくして、かつ気管の横の白い部分を形成している、ということになります。

手術歴があると、この辺は見えにくくなりますから、あくまで参考ではあります。また、上大静脈が気管の右隣に、紛らわしく見えることもあります。

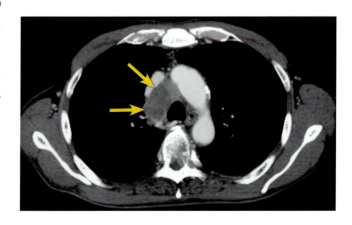

縦隔陰影⑥
気管狭窄の有無

- 気管が狭くなっているのは生理的な変形でも見られ、**サーベル鞘気管**（saber-sheath trachea）と呼ばれています。その場合、気管が全体的に細く、刀（サーベル）のサヤみたいに細く、薄くぺちゃんこに見えます。
- ほかには、再発性多軟骨炎やアミロイドーシスなどで気管がびまん性に狭窄する、といわれますが、いずれもまれな病態です。
- 一方、気管の一部が病変に圧されて狭窄することはしばしば見受けられます。**腫瘍による圧排、狭窄**です。

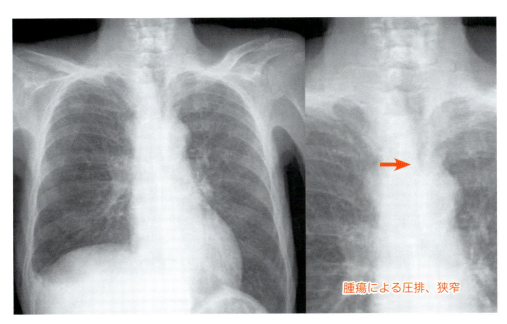

腫瘍による圧排、狭窄

- CTを3D再構成したもの。気管狭窄の様子がよくわかります。

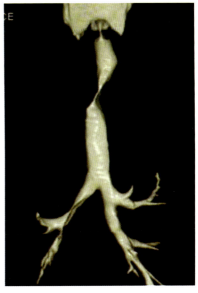

縦隔陰影⑦
傍気管線を認識する

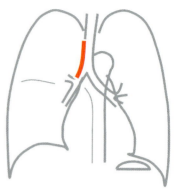

- 気管のあたりがおかしいと感じたときは、**傍気管線**も使えることがあります。
- 傍気管線とは、**気管（の右端の壁）が右肺と接する部分が、線となって認識される**ところです。実態は気管の壁（＋胸膜2枚分）が見えているわけで、せいぜい1〜2mmの太さの線として認識できます。
- 図の赤線で示したあたりで認識されます。

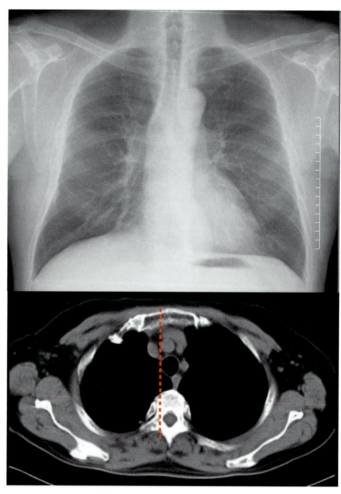

- CTで見ると、気管と右肺が接して（図の点線が接線として）、傍気管線を作っていることがわかります。
- 傍気管線の使い方を次ページに示しました。気管の横にリンパ節があると、傍気管線を形成する「気管の壁＋胸膜2枚」とリンパ節が一体化し、傍気管線が消失するのです。

| 骨・軟部 | 縦隔 | 横隔膜 | 肺野 | 異常とまぎらわしい正常像 | 挿入されたチューブ類 |

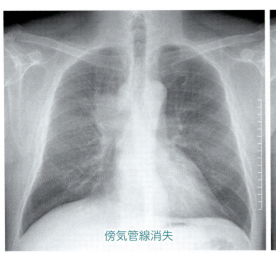
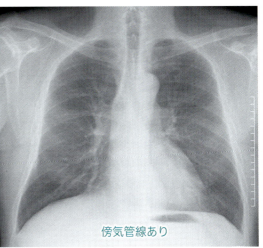

傍気管線消失　　　　　　　　　　　傍気管線あり

- 右の画像では傍気管線がハッキリ見えますが、左の画像では消失していますね。この線が消失すると、どういう意味があるのでしょうか。

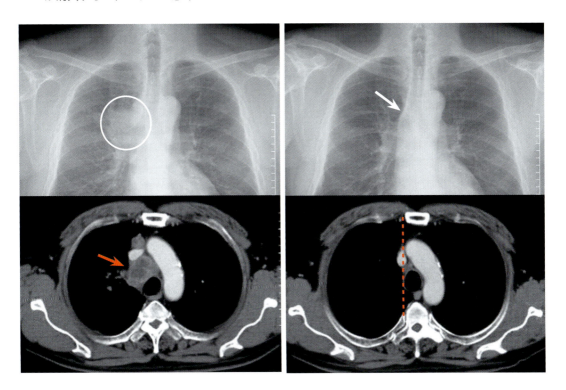

- 傍気管線の消失は、**気管（の右側）に接する病変がある**ことを意味します。シルエットサインと同じ理屈ですね。CTを見ると、その部分にリンパ節腫脹がみられます。

- ただし、傍気管線は正常でもハッキリ認識できないことがあり、ただちに異常とは言い切れません。以前の写真では見えていたのに見えなくなったとか、他の気管周りの異常所見と共存している場合に、積極的に異常を疑っていくことになるでしょう。

2 胸部X線写真のどこを見るか

縦隔陰影⑧
奇静脈を認識する

- 奇静脈は、図の赤線のように上行してきて、ちょうど気管分岐部の少し上でアーチ状に曲がります。ここを**奇静脈弓**といい、その短軸方向での切り口がX線正面像でぷっくりとふくらんで見えます（図の赤丸）。
- 実際は、丸というよりは、紡錘形というか、涙滴状というか、そんな感じの形です。傍気管線の一部として見え、目立たないときは下の写真のように傍気管線に埋もれています。
- **心不全、うっ血で拡張します**。正常は径（厚み）5〜7 mm以内です。

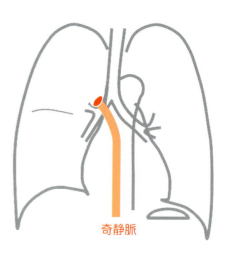

奇静脈

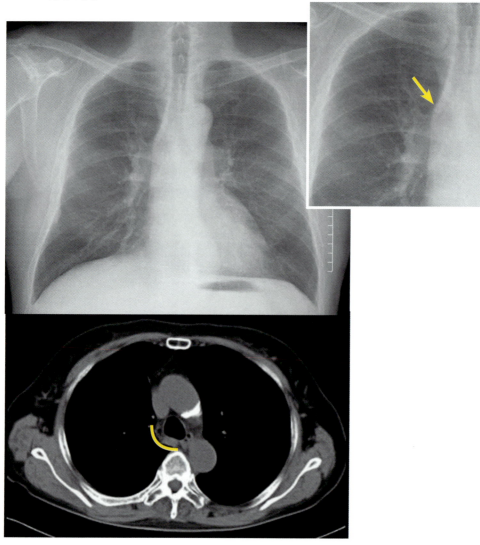

縦隔陰影⑨
大動脈弓を追う

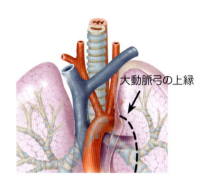

大動脈弓の上縁

- 気管の左隣にリンパ節腫脹などがあると、どのように見えるでしょうか。元々気管の左隣に存在するのは、大動脈弓という大きな構造物です。大動脈弓の上には、大動脈から分岐した3本の動脈があるのですが、椎骨と重なっていることもあり、それほど存在感はありません。

- 大動脈の輪郭を追っていくと、**通常は大動脈弓のてっぺんあたりまで線が見えます**。

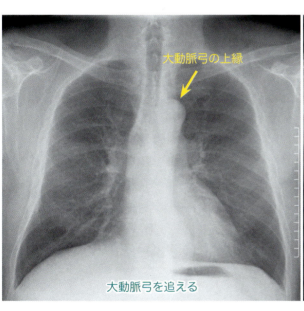

大動脈弓の上縁

大動脈弓を追える

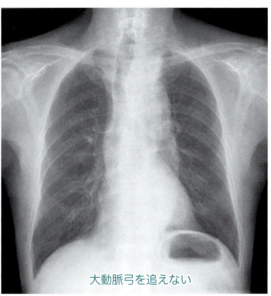

大動脈弓を追えない

- ところが、大動脈周囲のリンパ節腫脹があったりすると、右の症例のようになります。この症例では気管の左、大動脈弓の上あたりが妙に白く見え、大動脈弓の線を追えません。言い換えると、大動脈弓とシルエットサイン陽性の陰影が気管の左に見られます。

- さらに、気管の走行を見ると、右に偏位しています。気管が右に偏位している場合、その原因は、左から何かが圧しているか、右へ何かが引っ張っているか、のどちらかです（43ページ）。

- となると、気管の左右を見て、どちらかが白ければ、その白いところが原因であるとわかります。

  - 左が白ければ、圧しているので左に**腫瘤・胸水**がある
  - 右が白ければ、引っ張っているので**無気肺・線維化**

- この症例では、気管の左が白い。ということは、気管の左に何かができて、それが気管を圧している、と考えられるのです。検査の結果、**小細胞肺癌**と診断されました。

2 胸部X線写真のどこを見るか

- 小細胞肺癌ですから、治療によく反応します。治療後の陰影を見てみましょう。

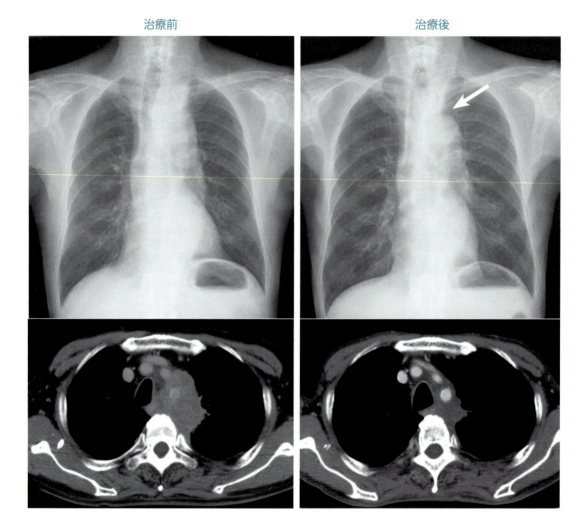

治療前　　　　　　　　　　　　治療後

- 矢印の部分は、治療前にはシルエットサイン陽性であった大動脈弓の上縁です。治療で腫瘤が縮小してきたことで、見えるようになってきました。
- 小細胞肺癌は陰影の変化が比較的早く起こるので、初学者の先生方が「陰影の変化」を掴むのに適していると言えます。

- CTでも、大血管を巻き込む腫瘤に気管が圧排されている様子、そして治療後に腫瘤が縮小し、気管が元の位置に戻りつつある様子がよくわかります。

縦隔陰影⑩
下行大動脈を追う（A-P window）

- 気管の左側、大動脈付近のリンパ節が腫大したときに見られる所見として、A-P window 付近の陰影があります。A-P window とは何でしょうか。

- 上行大動脈のほとんどは肺に接しないため、線を作らず追うことができません。で、ちょうど**大動脈弓**のアーチのあたりから見えてきます。図の赤い部分です。

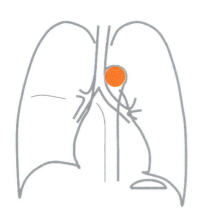
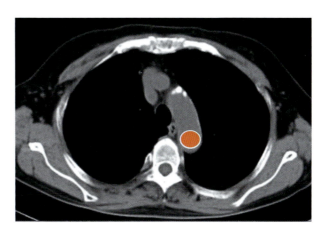

- その後の**下行大動脈**は、ずっと左肺に接しますので、そこは線として認識できます。

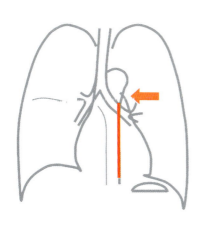
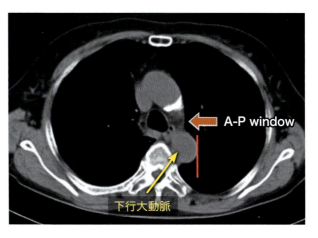

- アーチのすぐ下、左肺動脈のすぐ上の部分（図の赤矢印）が、**A-P window** と呼ばれる空間です。下行大動脈を下にたどっていくときに、A-P window も見る癖をつけておきましょう。

2　胸部X線写真のどこを見るか

- **A-P window** とは、**A**orta と **P**ulmonary artery の間の軟部組織を指す言葉で、外縁が少し凹んで見えます。
- この場所は個人差があり、凹んで見えないから異常、ということではありません。

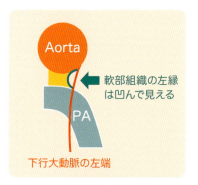

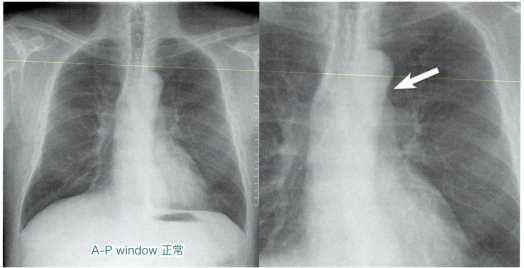

- ここには＃5〜＃6といった**縦隔リンパ節**があり、その腫脹によってwindowが埋まってくると、凹み部分が盛り上がって見えるようになります（赤矢印）。こういう所見を異常とします。CTで確認すると、Aortaの下に腫脹したリンパ節が見えます。

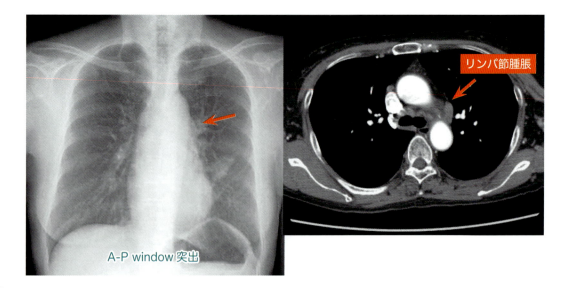

縦隔陰影⑪
気管分岐部を認識する

- 気管分岐部が教えてくれる大きな情報は、その分岐角度と曲がり具合です。

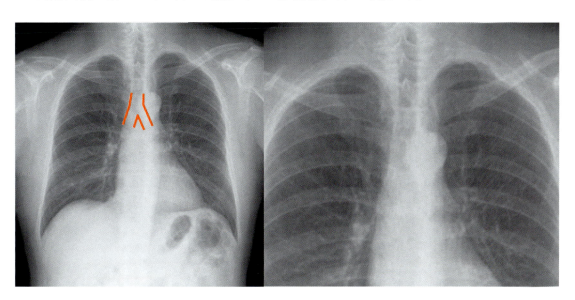

- 分岐角度は（幅はありますが）、70°程度と覚えましょう。右が25°、左が45°です。
- ちなみに図の通り、右の主気管支は左の主気管支よりも短い（というか、ほとんど無い）です。

なぜ、誤嚥性肺炎は右に多いのか

- で、この分岐角度の違いで、誤嚥したら右に入りやすいとよく説明されるのですが… 本当でしょうか？
- 角度がいくら大きくても、図Aのような感じであれば、左に入るでしょう。実際は、ほぼ径は同じ（少し右が大きいですが）で、角度によって上から見たときの**投影面積**が右の方が大きくなるため、右に入る割合が大きい、と説明できます（図B）。

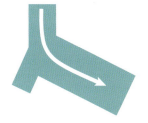
A. こんなんやったら、左に入りますわ

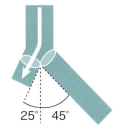
B. 上から見たときの投影面積の差が右への入りやすさ

縦隔陰影⑫
気管分岐部の角度変化を見る

- 気管分岐部の角度が開く、ということには2つの意味があります。
①気管分岐部の下に腫瘍、リンパ節腫大などが生じ、それが分岐している主気管支を押すことで角度が開く。
②右なり左なり（あるいは両方）の主気管支が（主に上方に）引っ張られ、その結果、角度が開く。

- 同じように角度は開きますが、曲がり具合が違います。健常者では通常「人」の形で、「**内股**」分岐となっています。気管分岐部の下にリンパ節腫大が生じ、それが分岐している主気管支を押すことで角度が開く場合は、「**がに股**」分岐がみられます。

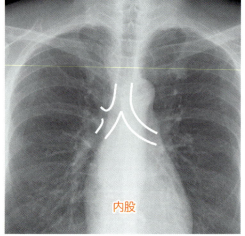

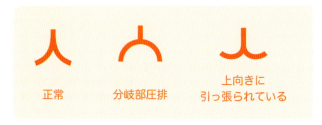

- 主気管支が上に引っ張られている例を示します（43ページと同じ症例）。前に書いたように、気管の左側への偏位と左横隔膜挙上があります。それに加えて、左の主気管支が引っ張り上げられています。これはどういうことか。

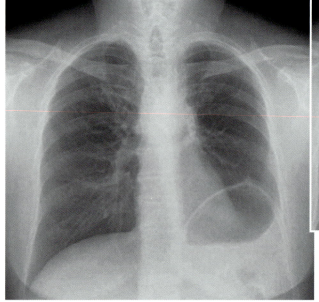
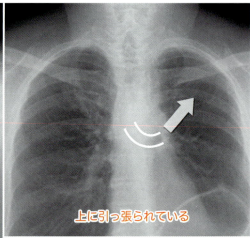

- 横隔膜も気管も、左に引っ張り込まれている。左肺のvolume（容量、大きさ）が低下していて、しかも左主気管支が引っ張り上げられている…。
- 実は「左上葉切除術後」なのです。ナゼそうなるか、考えてみてください。

- では、この症例はどうでしょうか。気管分岐部に注目してください。
- 通常とは角度が異なりますね。「がに股」分岐です。このような「がに股」分岐では、**気管分岐下リンパ節（#7）の腫脹**が疑われます。

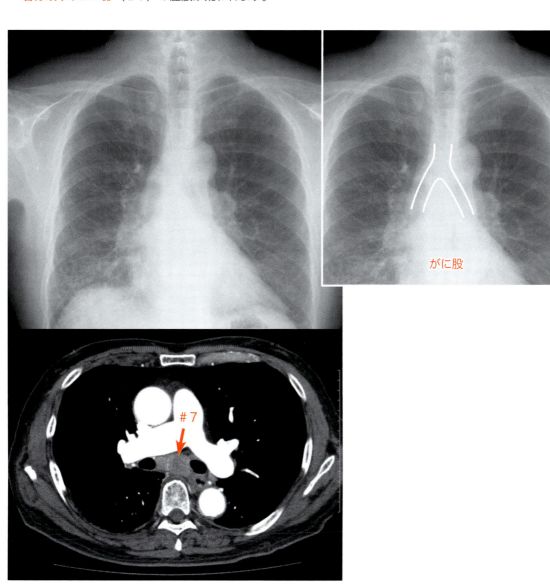

がに股

縦隔陰影⑬
縦隔気腫

- 縦隔気腫とは、気道内圧が高くなるような状況で肺胞や気管支が破裂（断裂）し、**縦隔（気管の周囲）に空気が入り込んだもの**です。
- 気道内圧が高くなる状況として、次のようなものが考えられます。

  - 激しい咳
  - 人工呼吸
  - 重いものを持ち上げる
  - 喘息重積発作
  - 間質性肺炎

- 通常は気管の脇を含めて、縦隔内に空気はありませんが、縦隔気腫になると縦隔内のそこここに縦に走る帯状の空気が見られるようになります。気胸や皮下気腫を伴うこともしばしばあります。

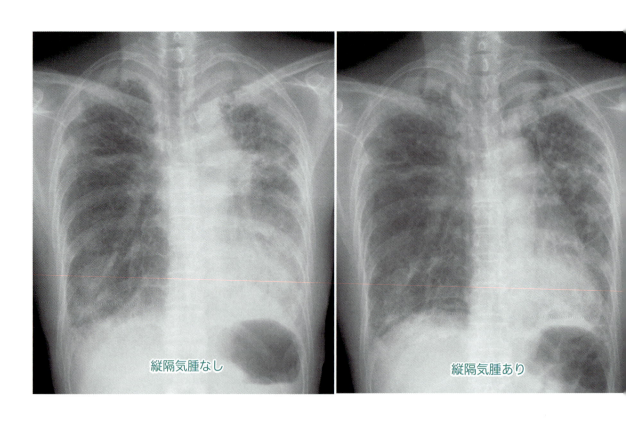

- 気管の脇だけでなく、大動脈周囲などにも空気が入っているのがわかります。

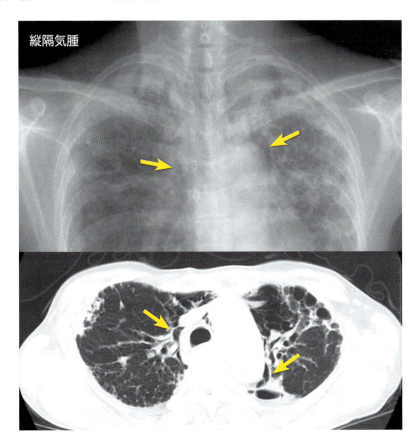

- 高齢者や食道裂孔ヘルニア、アカラシア、強皮症などでしばしば見られる食道内の空気も、縦隔内で帯状に見えますので注意が必要です。
- 食道内の空気は**気管の左（食道のある位置）にしか見えません**。病歴などからもある程度推測できるとは思いますが、確認のためには胸部CTが必要となるでしょう。

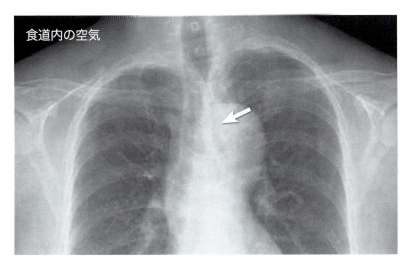

肺門陰影①
肺門陰影を見る

- 縦隔に含まれるかどうかは微妙ですが、ついでに肺門も見ておきましょう。**肺門陰影**というと、**肺動脈**を指すことが多いと思います。図で赤い帯にあたる場所が肺動脈です。
- 実際のX線写真では、肺動脈は白い帯として、左右の主気管支の外側に認識されます。左の方が高位（1〜2cm高い位置にある）であることが見てとれると思います。

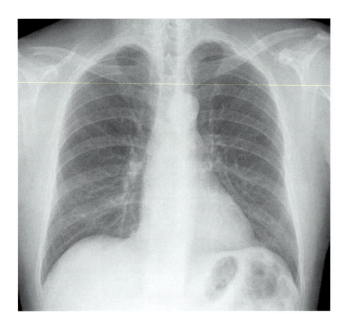
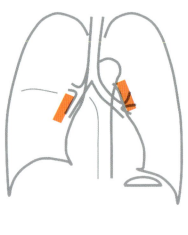

- 肺門陰影の所見でまず認識すべきは、その大きさ、というか幅です。
- 明らかな肺門陰影の拡大があるかどうかを手っ取り早く判断するには、肺動脈と交叉する肋骨（通常は第7肋骨）と比較して明らかに大きければ「拡大あり」とする方法があります。
- 右の肺動脈径は通常10〜15mm程度であり、幅20mm以上は明らかに拡大といえます。この拡大は…

  - **肺動脈径の増大**
  - **肺門リンパ節の腫脹**
  - **肺門の裏（表）に腫瘤形成**

  いずれかを表す所見です。

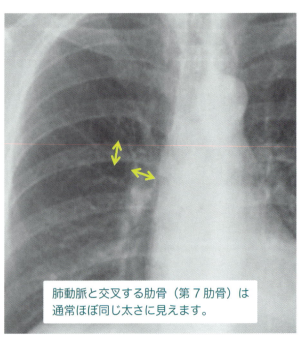

肺動脈と交叉する肋骨（第7肋骨）は通常ほぼ同じ太さに見えます。

| 骨・軟部 | 縦隔 | 横隔膜 | 肺野 | 異常とまぎらわしい正常像 | 挿入されたチューブ類 |

- 肺動脈径の拡大であれば血管系の病態、腫瘤や腫脹であれば腫瘍系の病態ということになりますから、この鑑別は重要です。では、どうやって鑑別するか。あとでまた詳しく書きますが、陰影が**まっすぐであれば血管系、外向きに凸であれば腫瘍系**、と考えていいでしょう。

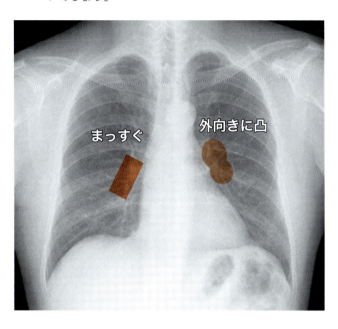
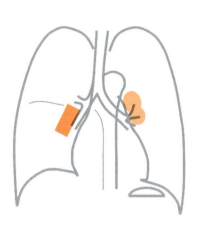

- 例を見てみましょう。肺門陰影が外向きに張り出していますね。サルコイドーシスの**両側肺門リンパ節腫脹（BHL）**です。サルコイドーシスは、両側がキーワードです（BHLもブドウ膜炎も両側性）。一度見ておけば、忘れないのではないでしょうか。

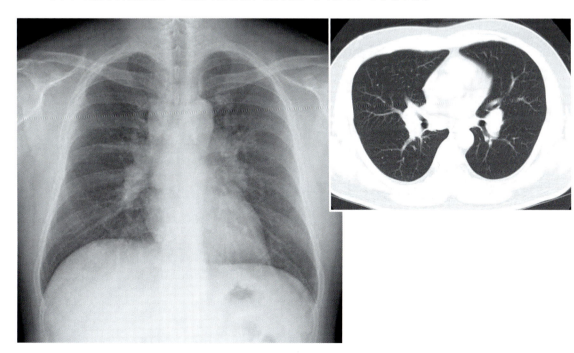

肺門陰影②
肺門付近の腫瘤を見たときに、確認すべきこと

- 前項で書いたとおり、肺門付近に外向きに凸の陰影がある場合は、腫瘤の存在を考えます。さらに、腫瘤だとして、その際に確認すべきことがあります。それは、**肺動脈外縁の線が残っているか、それとも消えているか**、ということです。

- たとえば、この症例。右肺門に腫瘤がありますが、それに重なる肺動脈、特に外縁はきっちり見えています。

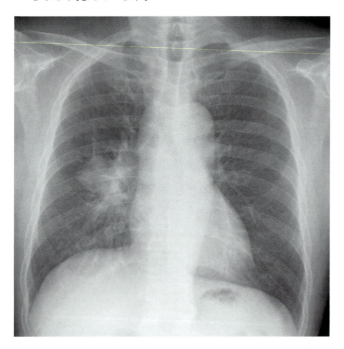

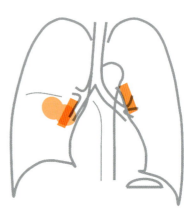

肺動脈のラインが見える

- CTを見ますと、肺動脈と腫瘤がずれている、というか、別々にあることがわかります。肺動脈のラインはCTで赤線で示した接線、腫瘤のラインは青線の接線が作っているのです。

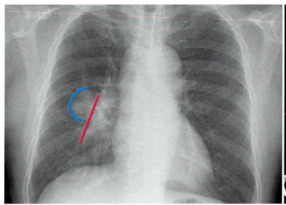

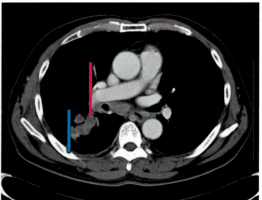

- 特に前縦隔や後縦隔の腫瘤の場合、腫瘤が大きくて肺門にかぶっても、肺動脈のラインはクッキリ見えます。これは"hilum overlay sign"と呼ばれますが、要するにシルエットサインと同じことで、**肺動脈と病変が接しているかどうか**、を見ているのです。

- 対して、こういう陰影はどうでしょうか。左肺門に腫瘤があり、肺動脈のラインは消失しています。

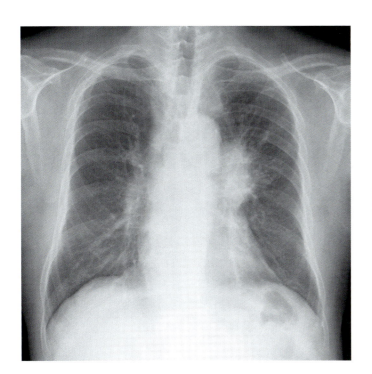

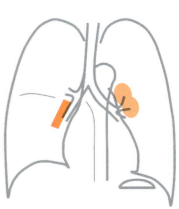

肺動脈のラインが消失

- CTで確認してみましょう。肺動脈（赤矢印）に隣接して腫瘤（青矢印）があり、一体化しているのがおわかりでしょうか。

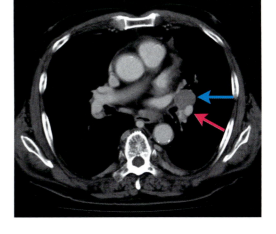

2　胸部X線写真のどこを見るか

- もう1症例、見てみましょう。この症例は所見の宝庫です。肺門以外にも所見を探してみてください。

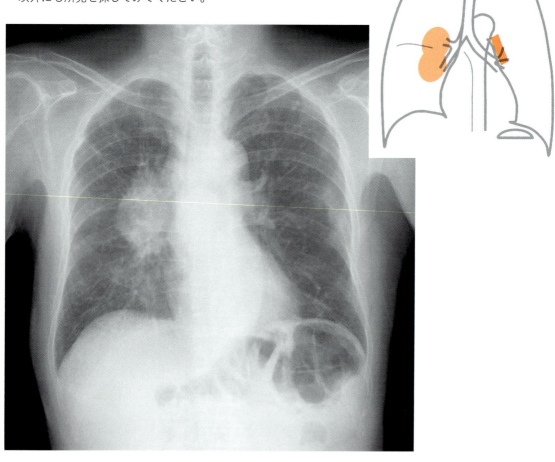

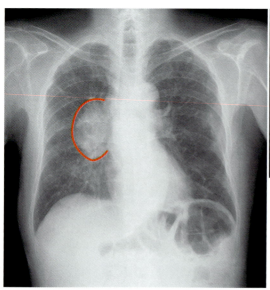

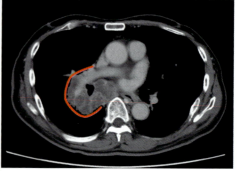

①肺門陰影と一体化
肺門は、肺動脈と腫瘤が一体化しています。ですから、肺動脈の線は消失しています。

| 骨・軟部 | 縦隔 | 横隔膜 | 肺野 | 異常とまぎらわしい正常像 | 挿入されたチューブ類 |

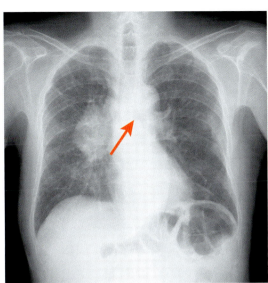

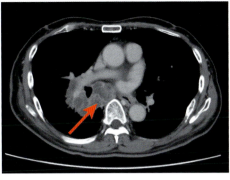

②気管分岐部の角度
気管分岐部が開大していることも認識したいところ。特に左主気管支は、「がに股」パターンですね。

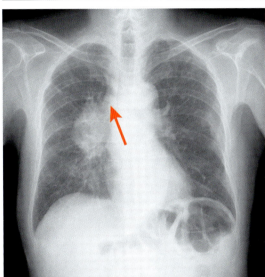

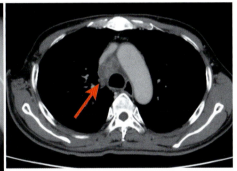

③傍気管線
傍気管線の消失、軟部影増強もみられます。これらは縦隔リンパ節の腫大を意味します。

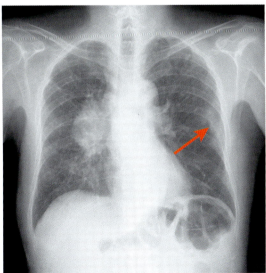

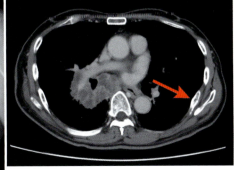

④骨軟部陰影
左肺野の変化にも気づかれた方、正解です（左第7肋骨骨転移による）。だいぶ読めるようになってきたんじゃあ～りませんか。

肺門陰影③
両側肺門リンパ節腫脹と バタフライ陰影との違い

- 特にリンパ節腫脹が両側にある場合、初学者の方はしばしばバタフライ陰影と間違えることがあります。
- **バタフライ陰影**は、心不全の時などに見られる、肺門を中心に蝶が羽を広げたように見える陰影です。典型的にはこんなふうに見えます。

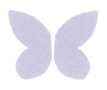

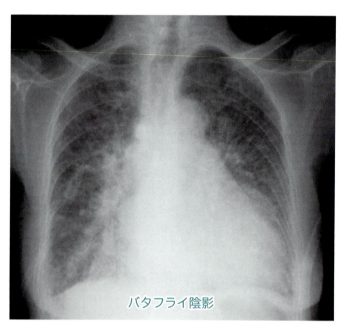

バタフライ陰影

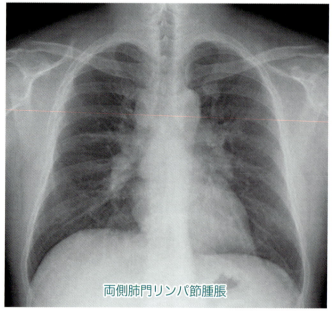

両側肺門リンパ節腫脹

- **両側肺門リンパ節腫脹**は、バタフライ陰影と比べてこのような違いがあります。
  - 境界線が割とハッキリしている
  - 境界線は外向きに凸である
  - 縦隔リンパ節もしばしば腫脹するので、縦隔リンパ節腫脹を思わせる各種所見が見える（リンパの流れについては 72 ページ参照）

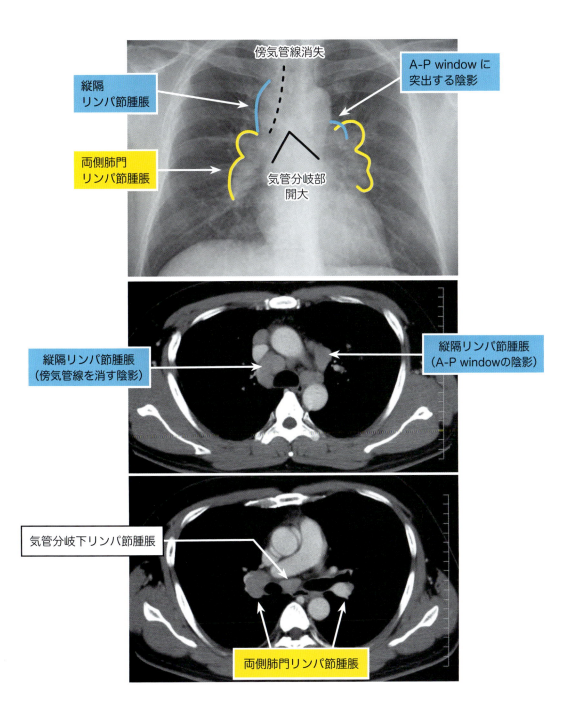

肺門陰影④
バタフライ陰影〜心不全の陰影

- バタフライ陰影は心不全で見られることが多いので、**心不全にまつわる他の所見**が見えるかどうかを確認します。

  - 肺門付近の陰影に引き続く血管影（**肺紋理**）が目立つ
  - 血管影は特に頭側が太くなる（**cephalization**）
  - **カーリー線**や気管支壁肥厚など、広義間質の肥厚像が見られる
  - すりガラス影〜コンソリデーション（浸潤影）が肺門付近に存在する ⇒ **バタフライ陰影**
  - **心拡大**がある（79ページ）
  - **両側胸水**が見られる

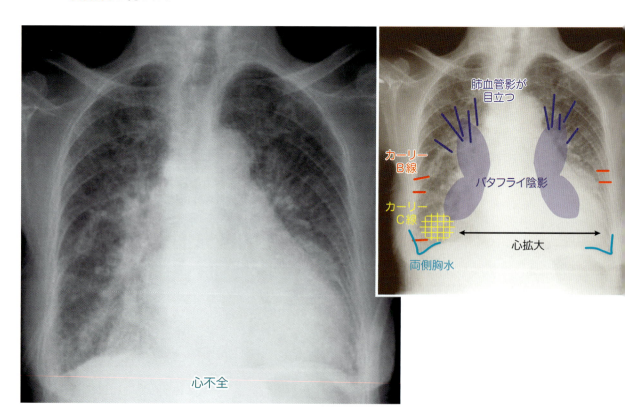

心不全のとき肺血管では何が起こっているか

- 心不全とは読んで字のごとく、心臓がやるべき仕事（血液を循環させること）を全うできていない状態です。心不全になると、血液が血管内に貯留・うっ滞し、圧力が上がって血管がふくれてきます。

- 肺においては、肺毛細血管圧、肺動静脈圧が上昇して血管が拡張します。そして、肺静脈圧が上昇すると、血管壁から水分が滲み出してきて、血管の周囲にある（広義の）間

質（188 ページ）に溜まります。**拡張した血管と周囲の水が一体化することで、血管自体が太く見えたり、血管影周囲がぼやけたりします**（CT で見ても、血管そのものと周囲の水は区別がつきません）。

- また、肺胞腔内や肺胞壁（狭義の間質）にも水が溜まってきますので、肺野の濃度が上昇してコンソリデーション（浸潤影）〜すりガラス影のように見えたりします。

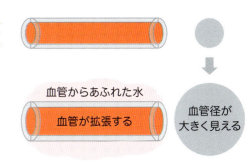

- こういう、肺の至るところに水が溜まった状態を**肺水腫**といいます。肺水腫は心不全で生じることが多いですが、腎不全、ARDS など様々な病態でも生じます。

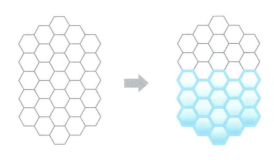

肺水腫：
肺胞腔内と肺胞壁（狭義の間質）の両方が水浸しになる

- ここで、正常な胸部 X 線写真を見てみましょう。通常は立位で撮影していますね。その際、肺門より上の血管よりも、肺門より下の（下肺野に向かう）血管の方が、重力のために血流が多くなります。つまり、**下肺野に向かう血管影の方が目立つのが正常です**。

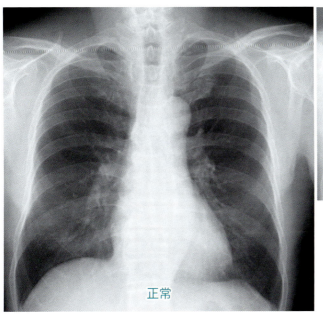

正常

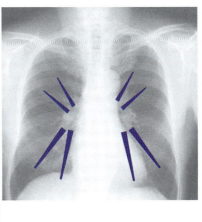

2 胸部 X 線写真のどこを見るか

- ところが心不全では、下肺野の血管が攣縮・狭小化して上肺野に血流が再分布し、**上肺野の血管影の方が目立つ**現象（cephalization；角出し像）が見られます。

  ちなみに、重症心不全では臥位でポータブル写真を撮ることが多いと思いますが、臥位の場合は元々上肺野の血管が目立つので、あまり cephalization とは言いません。

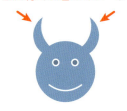

上に行く血管のイメージ

角出し

- それだけでなく、心不全では太くなった血管影を反映して、肺野にやたらと線状影が見えるようになります。これらの線状影は場所や長さ、特徴によって A 線、B 線、C 線と呼ばれます（189 ページ）。

心不全の肺水腫は中枢優位

- 心不全の場合、肺の外側には比較的陰影が少なく、中枢から蝶が羽を広げているような陰影として見えることから、**バタフライ陰影**と名付けられました。

  なお、心不全のときにも肺動脈の拡張はあるのですが、バタフライ陰影に隠れて、中枢付近の血管影がぼやけていてよくわからないことが多いのです。肺動脈がハッキリ拡張して見えるのは肺高血圧のときが多いです。

- 肺の外側に陰影が少ない機序としては、末梢肺が呼吸運動によって動く際に、水分がポンプのように中枢へ送られやすい、あるいは末梢のリンパ流が発達していて、末梢の肺胞内に溜まったものが除去されやすい、などが考えられています。
- 後者の機序は特に、肺胞出血や肺胞蛋白症など、肺胞内に何かがびまん性に貯留する疾患において、肺の末梢（胸膜直下）の病変が比較的少ないことの説明にもなっています。

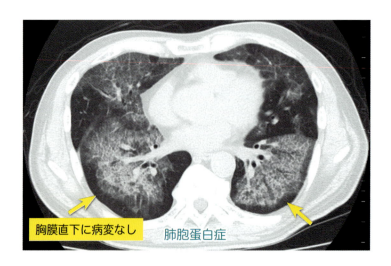

末梢肺野に溜まった血液や蛋白質が、リンパのドレナージで掃除されて正常に見えるのです。
- 肺胞出血や肺胞蛋白症などでも「両側びまん性に、中枢優位に拡がる、べたっとした陰影」は見られますが、心不全で見られるバタフライ陰影とは異なり、上で述べた「心不全にまつわる所見」は見られません。

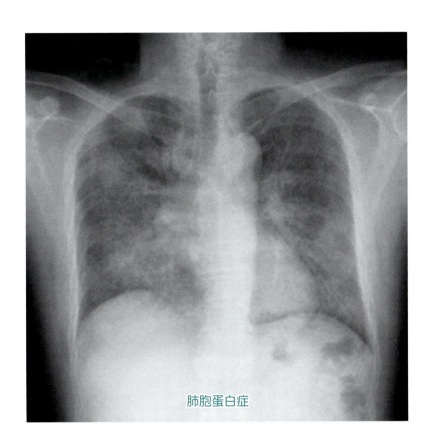
肺胞蛋白症

2 胸部X線写真のどこを見るか

リンパ節腫脹の見かた①
リンパの流れ

- 胸部X線写真では、胸部CTのように縦隔リンパ節や肺門リンパ節をハッキリと認識するのはいささか難しいです。しかし、見方を知っていれば、胸部X線写真でもカッコよくリンパ節の腫脹を指摘できたりするのです！ そのコツをこっそりお教えしましょう。

- **縦隔リンパ節腫脹を思わせる所見**として、これまでのところをまとめると…

  - 縦隔・気管の偏位がある
  - 気管〜気管支が見えにくい、追いにくい、狭窄している
  - 気管周りの白い部分が分厚い＋傍気管線の消失、大動脈弓の消失、A-P window部の突出がある
  - 気管分岐部の開大、上向きに凸

まずはリンパの流れを知る

- リンパ節腫脹を認識するためには、まずリンパの流れを理解しておく必要があります。肺胞において異物や外敵を貪食したマクロファージは、リンパ管に入ってリンパ液の流れに乗って、リンパ節に流れ着きます。リンパ節では、貪食した異物の抗原提示をして、Tリンパ球の活性化に一役買うのです。
- リンパの流れは、おおよそ肺の外側から肺門に向かって、気管支や血管に沿って網の目状に張り巡らされたリンパ管を通って流れています。
- その流れに乗って最初に到着するリンパ節は、**肺門リンパ節**です。その後、気管分岐部にある**気管分岐下リンパ節**、**気管傍リンパ節**を経由して、縦隔を上行し、静脈角（鎖骨下静脈と内頸静脈の合流部）で静脈に注ぎます。

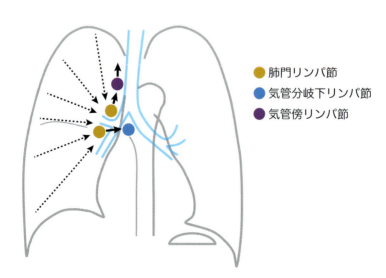

● 肺門リンパ節
● 気管分岐下リンパ節
● 気管傍リンパ節

原発巣に近いリンパ節から転移が起こる

- リンパの流れを理解しておくと、何の役に立つのでしょうか。リンパ節腫脹が特に問題となる肺癌の例で考えてみましょう。たとえば、右の下葉に原発巣がある場合。
- 原発巣からのリンパ節転移は、原発巣を通るリンパ流に癌細胞が乗って、流れ着いた先のリンパ節で発生します。通常は原発巣に近いリンパ節の方が漂着しやすいため、その部位に転移が起こる可能性が高いのです。
- 右下葉原発であれば、リンパ節転移が起こりやすいのは、①右肺門、次に②気管分岐下リンパ節で、それから③気管傍リンパ節、となります。

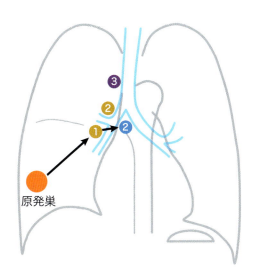

- そういうわけで、ステージ分類をするときのN因子は、

N0	所属リンパ節転移なし
N1	同側の気管支周囲かつ／または同側肺門および肺内リンパ節転移
N2	同側縦隔リンパ節かつ／または気管支分岐下リンパ節の転移
N3	対側縦隔、対側肺門、同側あるいは対側の前斜角筋、鎖骨上窩リンパ節への転移

と定められています。つまり、原発巣より遠く離れたリンパ節に転移があるということは、よりステージが進んでいることを意味するのです。

2 胸部X線写真のどこを見るか

リンパ節腫脹の見かた②
右肺原発肺癌の場合

- 原発巣が右の下葉にあれば、まずは右の肺門を見ます。次に、気管分岐角の開大がないか、そして縦隔が腫脹していないか、を見ていくのです。たとえばこんな具合です。

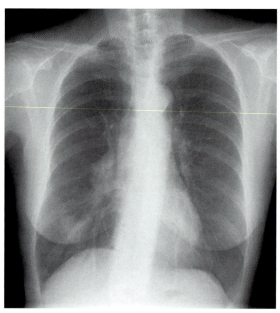
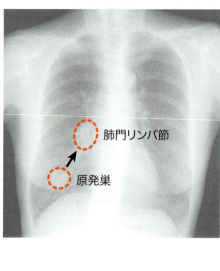

- 逆に、右肺門の腫脹を見つけたら、右の肺野に原発巣にあたる結節ないし腫瘤影がないかを探す、という観点も大切だと思います。たとえば、次の症例を見てください。

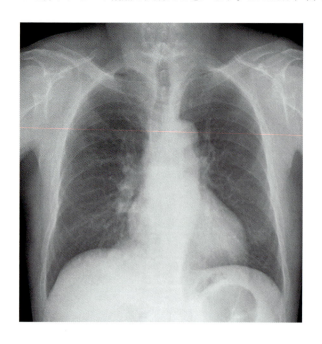

| 骨・軟部 | 縦　隔 | 横隔膜 | 肺　野 | 異常とまぎらわしい正常像 | 挿入されたチューブ類 |

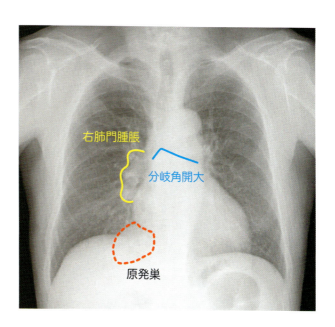

- 右の肺門が目立ち、気管分岐角も開大しています。ということは、右の肺野に原発巣があるかもしれない…。
- そう思ってよ〜く見ると、物陰にありました！　意識して探さないと見落としそうな陰影ですね。

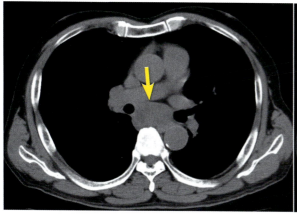 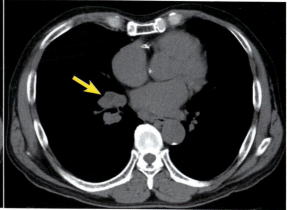

- CTで確認すると、リンパ節はこんな感じで腫脹しています。
- そして、腫瘍は心臓の裏側にありました。

- いつもいつもこんな感じで謎解きがうまくいくわけではありませんが、**うまくいくと気持ちがいい**。これが大事ですね。

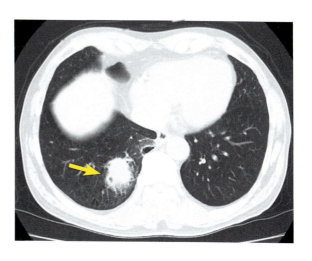

2　胸部X線写真のどこを見るか

リンパ節腫脹の見かた③
左肺原発肺癌の場合

- 右肺から流れてきたリンパは、縦隔の右側を通って右の静脈角に入ります。左下葉からのリンパ流も、気管分岐下リンパ節を経由して、主に縦隔の右側を通って右の静脈角に入ると言われています。
- 一方、左上葉からのリンパ流は、左肺門を経由し、縦隔の左側を通って左の静脈角に注ぐとされています。左上葉の病変からやってきたものは、気管の左側のリンパ節腫脹につながるわけです。

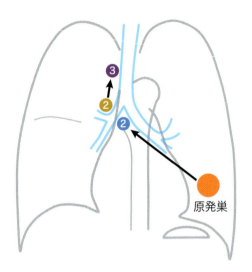
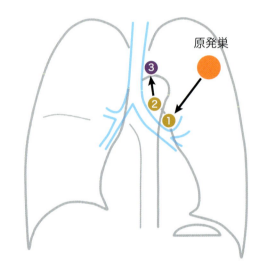

- ということは、気管の左側のリンパ節腫脹が考えられるような所見を見たら、左上葉に原発巣を探す、という使い方もできます。「大動脈弓のシルエットサイン陽性＋気管の左が白い」（51ページ）とか、「A-P windowの突出」（54ページ）といった所見を見たときですね。
- 例として、A-P windowの突出がある症例を見てみましょう（54ページ参照）。
- 左中肺野の少し下目に結節影があります。左3〜4弓とわずかに離れていて、シルエットサインは判然としません。ですからシルエットサインだけでは、この結節が上葉にあるのか下葉にあるのかはわかりません。

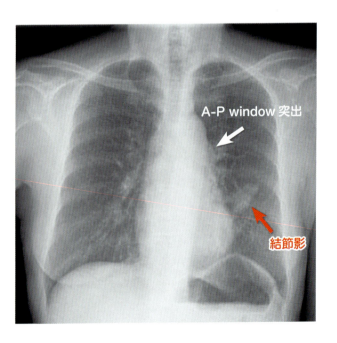

- しかし、上に書いたリンパの流れを考えに入れると、この結節は左上葉にある原発巣ではないか、と考えられるのですね。CTで確認してみましょう。

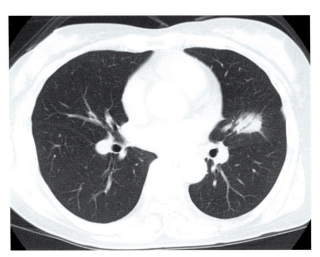
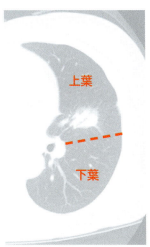

- 確かに左上葉の結節ですね。

2 胸部X線写真のどこを見るか

心陰影
心陰影を見る

- 心陰影に関してはご存じの方も多いでしょうが、念のためおさらいします。

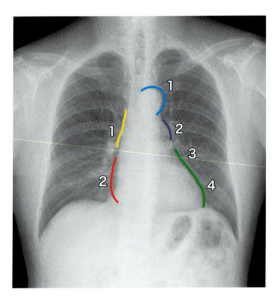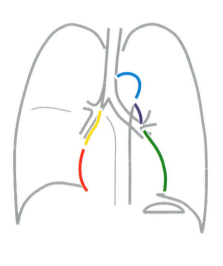

- 右側が1弓と2弓。左側が1、2、3、4弓とあります。各々の線を形作る構造物は…

> 右1号：上大静脈（SVC）　　左1号：大動脈弓
> 右2号：右房　　　　　　　　左2号：肺動脈（主幹部）
> 　　　　　　　　　　　　　　左3号：左房（左心耳）
> 　　　　　　　　　　　　　　左4号：左室

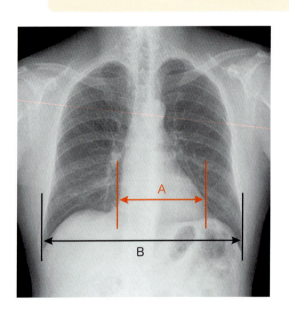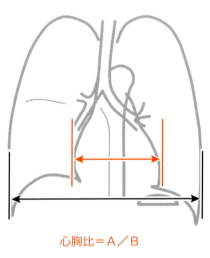

心胸比＝A／B

- 心陰影から得られる情報としては、大きく2つあります。1つめは、心胸比を計算することで、**心拡大を評価**できることです。
- **心胸比**とは、心臓の最大幅（図の赤矢印）を胸郭の最大幅（図の黒矢印）で割ったものです。50％以上になる場合、心拡大と解釈するのですが…。
- 下の2症例、一見どちらも同じように心拡大を示していますが、じゃあどちらも**心拡大**
  ➡ **心不全**か、といわれると、ちょっと違うのですね。

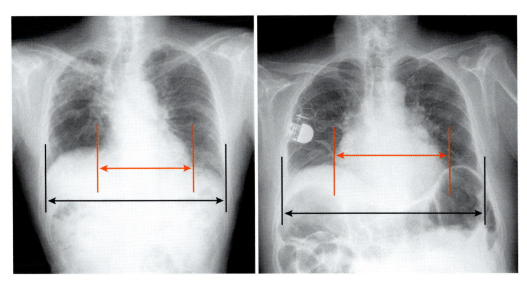

心胸比が同じように増えていても…

- 心胸比は、どちらも「拡大」しています。でも、心臓の「張り」が違う。右の症例のように本物の心不全だと、上方向にも拡大することが多いです。

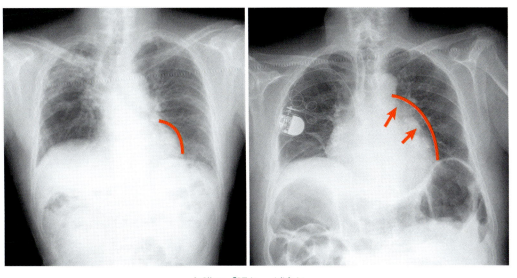

心臓の「張り」が違う

2　胸部X線写真のどこを見るか

- 左の症例をもう一度よく見てみましょう。心臓がぺったんこな印象です。

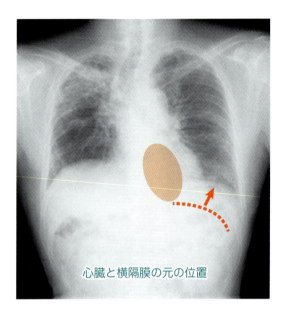
心臓と横隔膜の元の位置

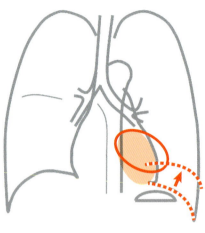
横隔膜の挙上により心臓が寝てきた

- これは肺の線維化のため、横隔膜挙上が生じ、心臓が回転して寝てきた（過膨張時に生じる滴状心の逆ですね）ことで、**見かけの心胸比増大**が起こっていると考えられます。**図でオレンジ色に塗ってあるあたりが元の心臓の位置なのです**。ここはだまされないようにしましょう。

心陰影から得られる情報の2つめは、心陰影とのシルエットサインです。これを評価することで、肺のどの区域に病変があるかを推測します（10ページ参照）。

横隔膜①
肋横角に注目する

- 縦隔を見たら、次は横隔膜を見ます。はじめに「肋横角」に注目します。
- **肋横角**（**肋骨横隔膜角** costophrenic angle；CP angle）とは、肋骨を結ぶ線（≒壁側胸膜、図の赤線）と横隔膜のライン（黒線）がなす角のことです。

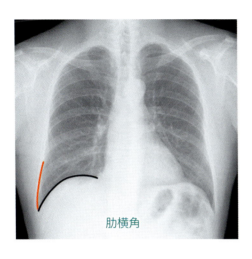

肋横角

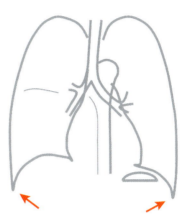

- この角は、通常は尖っている（鋭、sharp）ところ、丸くなる（鈍、dull）のが有名な所見です。それまで鋭であったのが鈍になってきた場合、代表的な理由は**胸水貯留**です。
- 初めて撮影したX線写真で鈍の場合は、胸水以外に以下のような理由が考えられます。
    - 胸膜炎の既往で**胸膜癒着**が起こっていると、胸水と見分けがつかない
        （この場合、側臥位撮影やCTで確認します）
    - 横隔膜直上の肺内陰影
    - 肺葉の切除術後
    - COPDに伴う過膨張で**横隔膜平低化**が起こると、角度が浅くなる

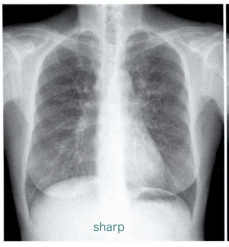

sharp

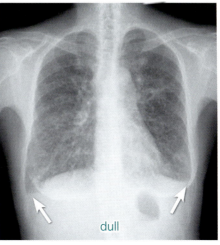

dull

2 胸部X線写真のどこを見るか

横隔膜②
横隔膜とその裏に注目する

- 肋横角に引き続いて、横隔膜のラインを追いかけましょう。
- 横隔膜の位置については、肺の大きさの項（32ページ）で説明した通りなのですが、少し注意点があります。
- それは肺が縮む病変があって、それに引っ張られて横隔膜が挙上する場合、**横隔膜のドームが引き伸ばされ、接線ができにくくなること**。その結果、**横隔膜の陰影自体が不鮮明になる**ことがあります。これは、シルエットサインとは少し違うものですので要注意です。

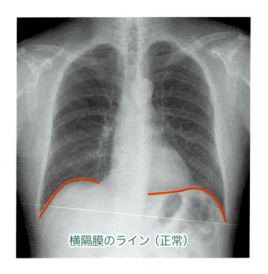
横隔膜のライン（正常）

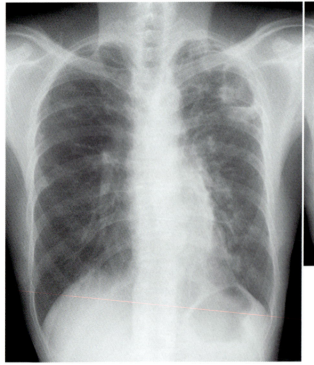

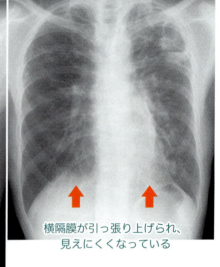
横隔膜が引っ張り上げられ、見えにくくなっている

- 上の症例は非結核性抗酸菌症で、特に上葉が縮んでいます。側面から見ると、横隔膜はこんなふうに尖っています。そのため、接線が形成されないのですね。それで、横隔膜が一部見えにくくなっています。

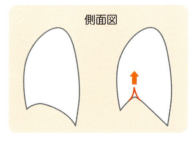
側面図

- 横隔膜の裏にも注目しましょう。横隔膜の裏には、こんなに肺が隠れています（図の赤線のところまで）。

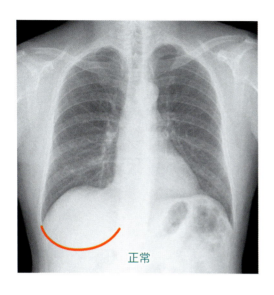
正常

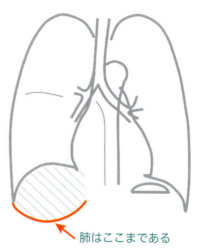
肺はここまである

- そこに肺癌ができたりすると、肺野よりも見えにくいのは確かですが、陰影の隣には空気があるため、よく見れば境界線は見えるはずです。
- わかりやすい例を示します。肺野にもたくさんの結節がありますが、横隔膜の裏にある結節もよく見えますね。

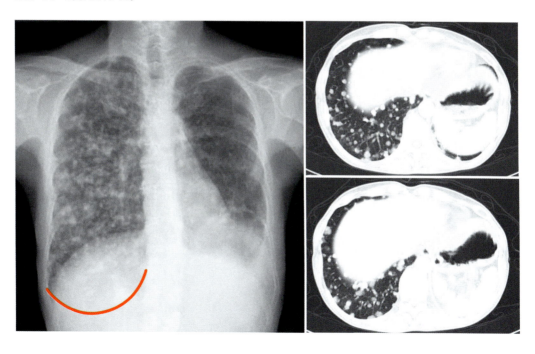

2 胸部X線写真のどこを見るか

- この症例も横隔膜の裏に結節が隠れています。どこに結節があるか、わかりますか？

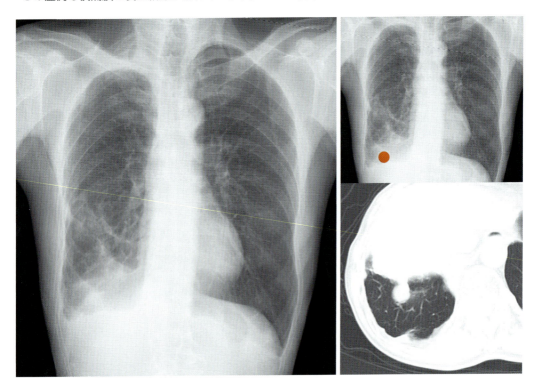

- 何かが隠れているのは、横隔膜の裏だけじゃありません。心陰影の裏にも、こんなふうに隠れていることがありますので、注意しましょう。

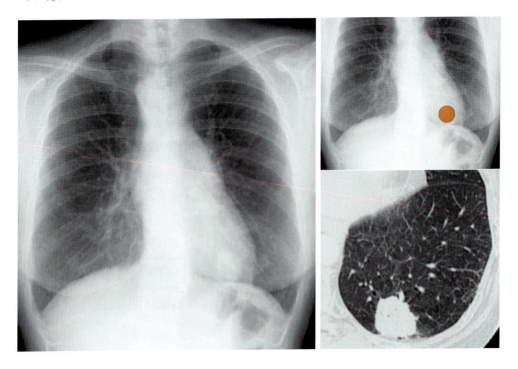

肺野①
肺野の区分を正しく覚えよう

骨・軟部陰影、縦隔、横隔膜の順に見てきて、ようやく肺野にたどり着きました。思えば長かったですね。それだけ、肺野に至るまでに見るべきポイントが多い、ということです。

◆ 胸部X線の読影において、「場所」を表す言葉は重要です。胸部X線正面像における、肺の場所を表す用語を覚えましょう。肺尖、上肺野、中肺野、下肺野、肺門部の5つの場所です。

- **肺尖**：鎖骨より上。
- **上肺野**：鎖骨と第2肋骨（前方）の間。主に$S^{1〜3}$が含まれます。
- **中肺野**：第2肋骨（前方）と第4肋骨（前方）の間。主にS^3、S^6が含まれます。
- **下肺野**：第4肋骨より下の部分。主に中葉、舌区とS^6をのぞく下葉が含まれます。
- **肺門部**：肺動脈、主気管支近辺。

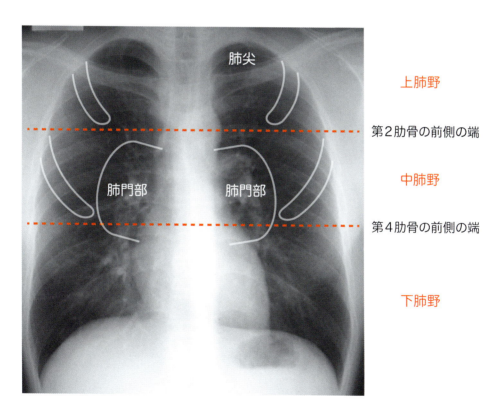

◆ ただ、特に液晶画面では前方の肋骨が見えにくいため、肺野をだいたい3分の1ずつに分けて上・中・下と呼んだりもします。

2 胸部X線写真のどこを見るか

- 初心者はよく用語でつまずきます。肺野と肺葉を混同して「上葉」とか「中葉」と言ってしまったり（どの葉であるかは、胸部X線ではなかなかわかりません）。上肺…までは言えてもその後がわからず、「上肺葉」と言ってしまったり。まずは、正しい用語を覚えましょう。

- それでは例題です。異常影はどこに存在するでしょうか？「場所」を答えてください。

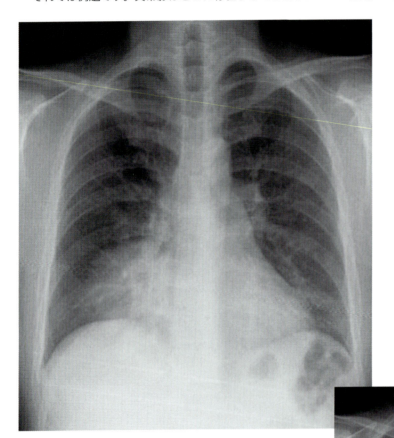

- 答えは「右下肺野」にコンソリデーション（浸潤影）を認めます。この影は、右2弓とシルエットサイン陽性ですので、右S^5に存在することがわかります。ここまで読めれば、「**右中葉のコンソリデーション！**」と、自信を持って言えますね。

  肺区域とシルエットサインの対応については、第1章（7〜10ページ）で復習しましょう。

コンソリデーション

右2弓が見えない（シルエットサイン陽性）

肺野②
その陰影は片側か両側か

- 胸部X線写真には本当に多くの情報が含まれています。これまでにもさんざん申し上げて参りましたが、まだあります。それは「位置情報」です。異常影の存在する場所によって、病因がある程度推測できるとなったらどうでしょうか。イイですよね！（無理やり？）

- まずは、パッと見ですぐわかるところで、「片側か両側か」ということがあります。

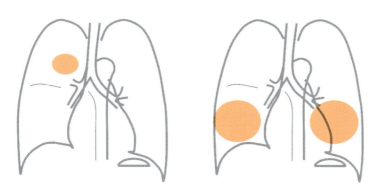

病変は片側か、両側か

- **片側にしか病変がない**、とはどういうことか。そこに原因がある、ということです。たとえば、そこに細菌が入って起こった感染症。肺炎、肺結核なんかですね。こういうものはある部位で感染が成立し、周りに波及していくことが多いので、片側だけ、あるいは片側優位に病変ができていきます。

- あるいは、そこに悪性の新生物ができた、肺癌。ある場所で癌化した細胞がその場で大きくなっていくことで、片側だけに病変ができます。対側肺に転移が起こるとしても、原発巣が病変としては優位でしょう。

- ただ感染症でも、ニューモシスチス肺炎やウイルスのように、アレルギーや免疫学的機序が絡んでくるものは両側性に陰影が生じてきます。

- そう、**両側に病変がある**、ということは、抗体やサイトカインなどのように、原因が血流（や空気）に乗ってやってきて、広くあちこちにばらまかれた、と考えるとしっくりきます。

- わかりやすい例で言うと、Goodpasture症候群。あれはⅡ型アレルギーの代表です。Ⅱ型アレルギーとは、血中に抗体がたくさん産生されて、基底膜などを直接攻撃する、というものでした。その場合、右も左もなく、基底膜という基底膜を等しく攻撃するわけですから、両側に同じように病変が生じます。

- また、じん肺や肺気腫、過敏性肺臓炎のような、微小な粒子を吸い込んで起こる疾患でも、両側同じような病変が生じます。これは、吸い込んだものが両側の肺に均等に（実際は上の方が多いですが）分布することによるのです。

肺野③
その陰影は中枢か末梢か

- 2012年、ディーゼルエンジンの排気ガスの発癌性が、WHOの国際がん研究組織で最も危険な『5』ランクに格上げされました。『5』というのはアスベストやヒ素と同レベル、ということで、かなり問題視されているようです。まあ、これまでも1ランク下の『4』だったので、相当なものであったには違いがありません。
- 困ったことにこれ、アスベストやヒ素などとは異なり、単一の物質ではありません。「ディーゼルの排気ガス」というのは、かなり色々な物質を含んでいると思われます。その中にはおそらく、「ナノ粒子」も含んでいるでしょう。
- それだけ細かい粒子であるがゆえに、分析も難しい、と考えられます。どの粒子が問題であるのか、どのような体内動態、発癌メカニズムか、まだまだわかっていないことが多いようです。
- ここで知っておいていただきたいのは、**細かい粒子ほど、肺の末梢、肺胞領域に沈着する**ということ（図参照）。そんなわけで、ディーゼルの排気ガスでは、末梢型の腺癌が多く発症するといわれています。

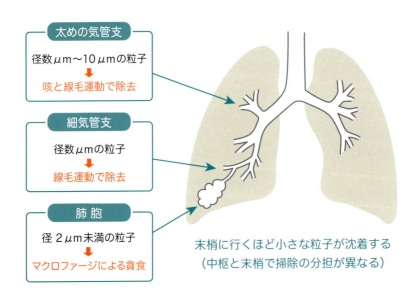

- それに対して、タバコで発癌する場合は、タールなどの比較的大きな粒子（径数μm程度）が原因になることが多い。タバコに関連が深いとされる、扁平上皮癌や小細胞癌は、比較的大きな粒子が沈着する中枢の気管支に好発します。

  - 腺癌＝小さな粒子＝**末梢型**
  - 扁平上皮癌・小細胞癌＝大きな粒子（タバコ）＝**中枢型**

  と関連づけて覚えると、覚えることが1つ減っていいでしょう。

肺野④
陰影の辺縁から推測できること

- 病変部が大きくなっているのか、小さくなっているのか、大きさが変わらないのか。これは、病変部の性質を推測する手がかりになります。

- 大きい病変であれば、縦隔や横隔膜を動かすので、まずはそこを見ます。結節影やコンソリデーション（浸潤影）といった比較的小さな病変についても、病変部の伸び縮み（？）を推測する方法があります。それは、**辺縁を見る**ことです。

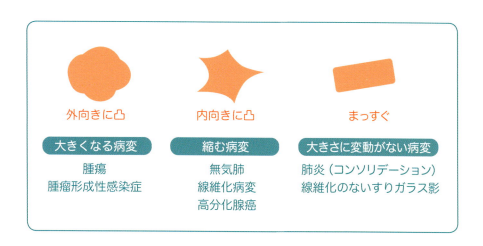

- **腫瘍**性の病変は、細胞分裂してモコモコと大きくなりますから、辺縁は外向きに凸になります。腫瘍以外に、**腫瘤形成性感染症**（結核、非結核性抗酸菌、真菌など）が鑑別に挙がります。

- それに対して、辺縁が内向きに凸の病変は、病変部が縮んでいる様子を思わせます。
- **無気肺**や**線維化病変**といった病変が有名ですが、肺癌の中でも（高分化）腺癌など、内部に線維化を伴うものはその線維化のために収縮機転が生じます。そのために、腫瘍でも腺癌などでは内向きに凸の辺縁が見られます。

- 一方、辺縁がまっすぐで大きさに変動がない病変は…
肺炎（コンソリデーション・浸潤影）、**線維化のないすりガラス影**のように、肺胞内に細胞や浸出液などが出てくる病態です。これらは肺胞の構造そのものを改変するわけではないため、伸びも縮みもしないわけです。

2 胸部X線写真のどこを見るか

肺野⑤
毛髪線（hair line）

- 毛髪線とは、その名の通り毛髪のように細い線のことですが、胸部X線写真においては特に、**右の上中葉間裂**を正面から見たときに見える線を指すことが多いです。
- 葉間裂なので、毛髪線の厚みは胸膜2枚分≒0.5mm、**肉眼で見えるか見えないか**、というところです。右肺野のほぼ中央に見られます。
- 右の図でグレーの面が葉間裂と考えて下さい。前から見ると、線として認識できます。S状に波打つと線が2本見えることもあります。

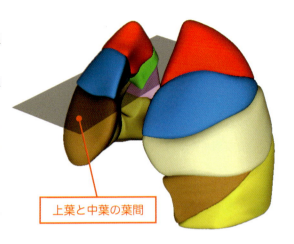

上葉と中葉の葉間

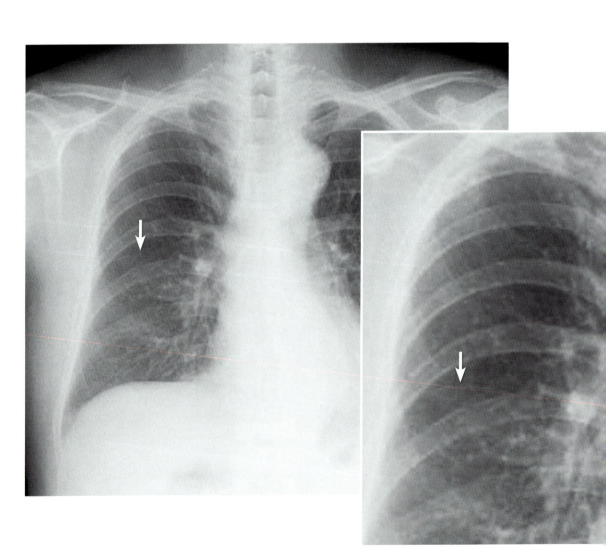

- 毛髪線の異常所見は、位置異常と厚み、それに接する病変です。

位置異常

- 毛髪線が高い位置にあるということは、上葉が縮んでいる、または中葉（下葉）が膨らんでいるということです。上葉の無気肺、線維化、抗酸菌感染による変化などで縮む病変が生じると、毛髪線は上に引っ張られます。また、中葉の腫瘍、胸水などが上中葉間裂を圧しても毛髪線は上に凸になります。
- 逆に毛髪線が低い位置に移動するということは、中葉が縮んでいるか上葉に膨らむ病変があるか、いずれかです。すなわち、中葉の無気肺、線維化、抗酸菌感染などによる変化、または上葉の腫瘍性病変が考えられます。

厚みの異常

- 前述のように、毛髪線の厚みは胸膜2枚分≒0.5mm、肉眼で見えるか見えないかのところなのです。これがやけにクッキリ見えるというのが異常所見です。
- 多い理由は、臓側胸膜外に**胸水**が出現したことによって2枚の胸膜の間に水が挟まってくる、というものです。
- それ以外に、付近の肺炎や間質性肺炎など、**接する病変**があってその部分の境界が明瞭になると、線としては消えますが、葉間は目立つようになります。

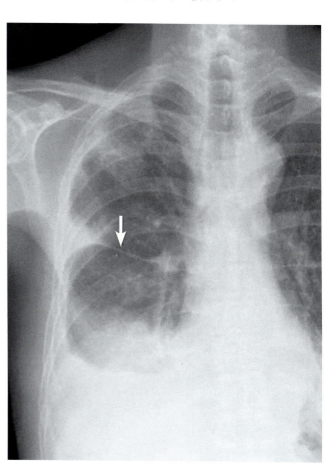

- 実例を右に示します。胸水が出現して、こんな画像になりました。
- 毛髪線がクッキリ見えていますね。このように胸水が出現すると、**毛細管現象**（121ページ参照）によって結構上の方まで、臓側胸膜と壁側胸膜の間、あるいは**葉間に水が浸透**してきます。そのため、毛髪線がクッキリと見えるようになるのです。
- しかもこの毛髪線、上に少し移動している。胸水で右中下葉が上に圧されたために、葉間も上に移動したと考えられます。

毛髪線に接する病変

- 次に、毛髪線に接する病変の実例です。

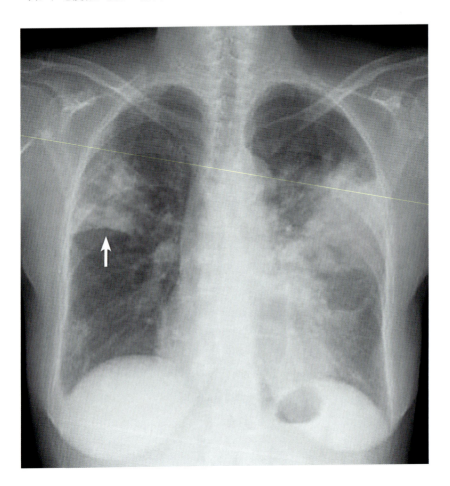

- 病変部と正常部がクッキリと線状に境されています。**毛髪線そのものは見えませんが、毛髪線の存在は認識できる**、という状態です。
- 毛髪線とおぼしき境界線の上が病変です。すなわち、病変は上葉にあるということがわかります。毛髪線の下は正常で、すなわち中葉には病変がないこともわかるのです。

異常とまぎらわしい正常像①
気管が曲がる…？

- 気管が偏位しているときは、圧されているか引っ張られているかを考えるべきですが、そのどちらでもないのに気管が曲がっている、ということも時に見受けられます。
- 図のように、主に高齢による**円背**（亀背）や圧迫骨折などによって、胸郭が圧しつぶされた感じで短縮すると、気管はぐにゃりと曲がったりします。

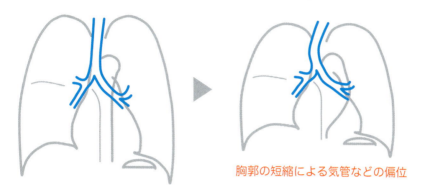

胸郭の短縮による気管などの偏位

- **症例A**は96歳女性で、相当な円背によって気管が曲がってしまっています。
- もちろん**側弯症**でも、気管は曲がってしまっています。極端な例では**症例B**の通り。

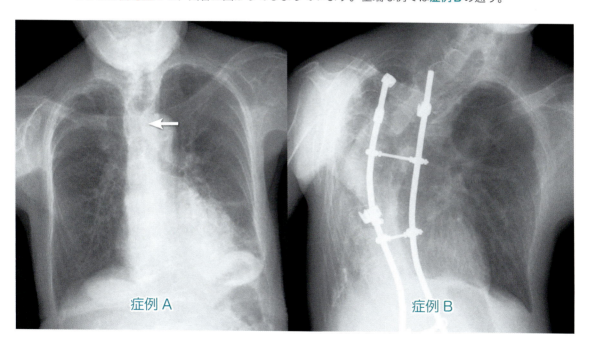

症例A　　症例B

- ですから、**まず「骨軟部影、胸郭の対称性」を見る**ことが大切なのですね。それと、気管が曲がるには圧されるか、引っ張られるかという理由があるはず。理由（病変）がないのに曲がっているときには、胸郭の影響も考えてみましょう。

2 胸部X線写真のどこを見るか

異常とまぎらわしい正常像②
結節か、石灰化か、血管影か

- 学生さんや研修医の先生に胸部X線写真を読んでもらうと、最初は「とにかく異常を見つけなくちゃ！」と気負いがあるのでしょう、正常像を「結節です」と指摘して下さることが多いものです。
- **だいたい初心者の方が気づく「結節」は、石灰化か血管影であることが多い**のですが、それには理由があります。なんといっても、境界がクリッと、明瞭なのです。また、濃度が高い（白い）ことが多いです。
- 本物の病的な結節は、もう少し辺縁がボンヤリしています。それに濃度もそれほど高くなくて、初心者には見にくいのですね。それはなぜか。

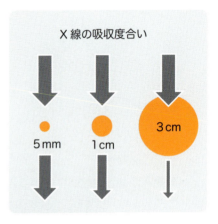

- 結節の形を考えてみてください。およそ球形をしていることが多いですね。ですから、大きな結節は厚みが大きく、小さな結節は厚みも小さい。
- 特に5mm～1cm程度の結節は、X線の吸収も大変少ない。つまり、濃度が高くならない（白くない）ということになります。実際、こんなふうに微妙に見えるわけです。

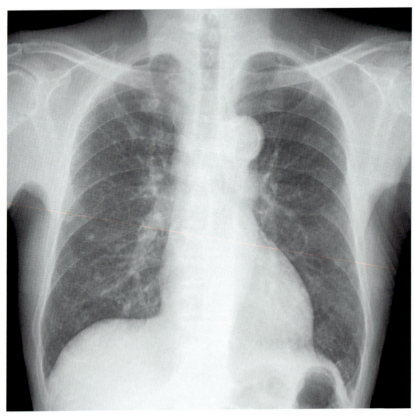

| 骨・軟部 | 縦隔 | 横隔膜 | 肺野 | 異常とまぎらわしい正常像 | 挿入されたチューブ類 |

- 赤い矢印のところに結節がありますが、まあまあ微妙です。CTを見てみると…

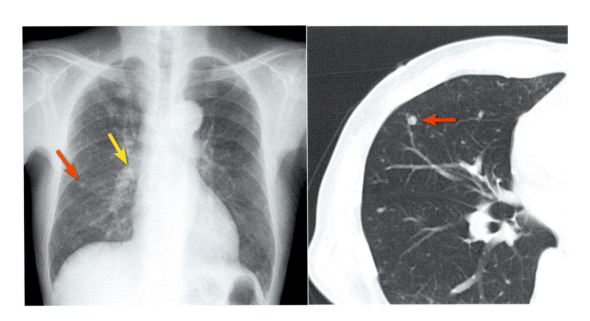

- CTではそこそこクリッとして見える結節でも、X線写真ではボンヤリしてしまうことがわかります。でも、X線写真で黄色の矢印のところにある結節は随分クリッと見えますね、肺門（肺動脈）と重なっているにもかかわらず。どういうことでしょう？　結節とは違うものなのでしょうか。

- 実はこの陰影は、**まっすぐ後ろに伸びる血管の枝を短軸方向に見ている**のです。かなり奥行きがあって、X線が多く吸収されますから、白がクッキリと見えるのです。
- 中枢にある太めの肺動脈からは、径5mm程度の血管が、しばしば前後方向に分岐しています。ですから特に肺門付近では、しばしば「径5mm程度の、クッキリした円形のもの」が見られます。5mm程度の大きさで、血管影などと重なっているのにクッキリ見えるという点で、少なくとも病気ではない、ということがわかるのです。

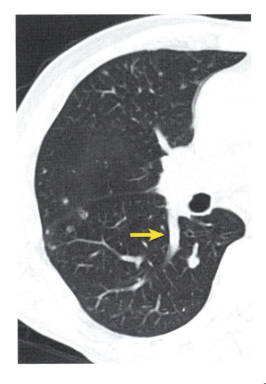

95

2 胸部X線写真のどこを見るか

- もう1つ、小さくてもクッキリ見えるのが石灰化です（234ページ参照）。よく見るのは結核の痕ですね。これは小さくても、その密度が高いことからクッキリと見えます。

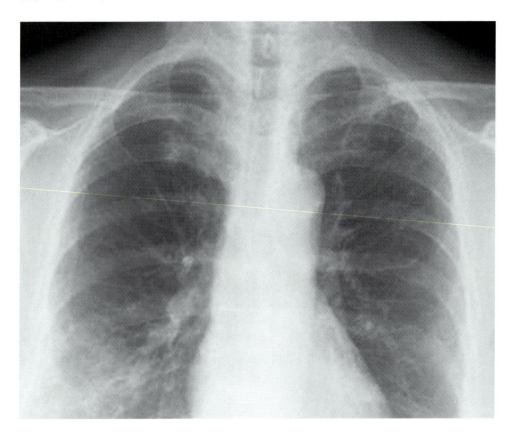

- 左上肺野に、小さいのに妙にクッキリ見える粒が2つあります。CTの縦隔条件で白く光る、紛れもない石灰化です。肺門付近にあると、前述の血管短軸像との違いはよくわかりませんが、**肺野末梢にあるクッキリ見える5mm未満の粒はたいてい石灰化**と考えていいでしょう。

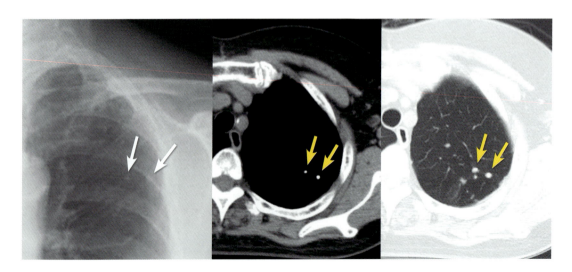

異常とまぎらわしい正常像③
第1肋軟骨の骨化

- 第1肋骨が胸骨とくっつくところの少し手前に、やたら白く目立つ影が見えます。石灰成分（密度が高い）が増えていますから、クッキリ見えますし、辺縁はびしっとシャープです。それと、左右ほぼ対称に濃度が上がっています。こんな感じで両側に見えていたら、そう悩むことはありません。**第1肋軟骨の骨化**と考えていいでしょう。

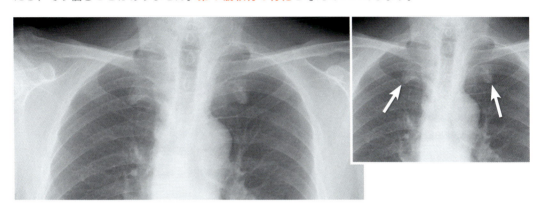

- 悩ましいのはこういう症例。左に強い濃度上昇があります。第1肋骨に一致して、クッキリとシャープに見えます。CTを見ると、やはり第1肋骨先端でした。左右非対称なこともしばしばあるのです。

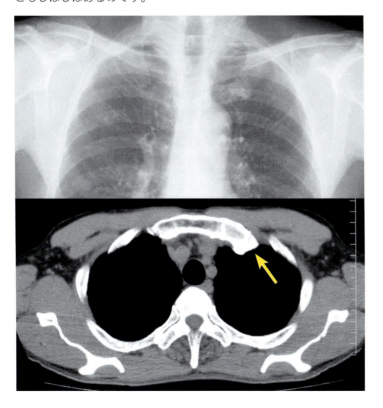

2 胸部X線写真のどこを見るか

- こんな症例もあります。これも左第1肋軟骨の骨化ですわ…とか言っていたら、痛い目に遭うことになります。

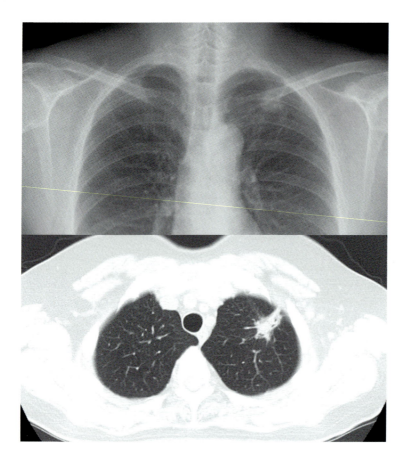

- スピキュラ、胸膜陥入像を伴う結節で、**腺癌**でした。何が違うのか。微妙なニュアンスですが、片側性であるのと、クリッとしていない。少し周囲がボンヤリしている（スピキュラを反映）のと、よ〜く見ると少し肋骨からはみ出してるんです（拡大図参照）。

- とはいえ実際には、厳密な鑑別はしばしば困難です。両側・クッキリならともかく、片側性に濃度が上がっていたら、（これまで一度も撮っていなければ）胸部CTを撮影しておくのが無難だと思います。

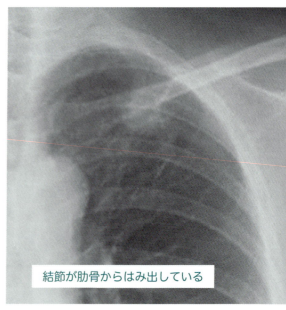

結節が肋骨からはみ出している

異常とまぎらわしい正常像④
pericardial fat pad（心膜外脂肪）

- **左4弓に接して、しばしば脂肪による濃度上昇域が見られます。** シルエットサインは陽性のことが多いです。こういう感じです。

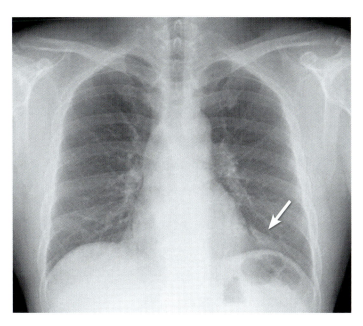

- 一見すると、中葉舌区症候群…？ と思うかもしれません。でもたいてい無症状で、副鼻腔炎もない。トラムライン（tram line）も見られません。
- CTを見ると、心臓に接して、ベタっとした陰影が見られます。肺野条件でも周囲組織より少し薄い濃度ですが、**縦隔条件だとほとんど見えないぐらいに黒くなり、脂肪であることがわかります**（24ページ参照）。
- 内臓脂肪の多い人でよく見られますが、必ずしも見た目が太っているとは限りません。「やせているから内臓脂肪も少ないはず」という思い込みは禁物です。

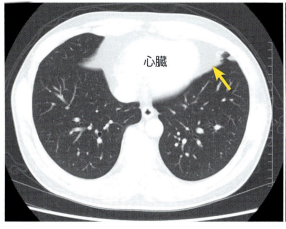
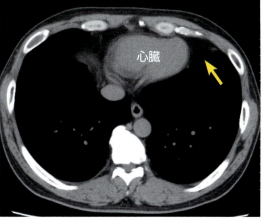

2 胸部X線写真のどこを見るか

挿入されたチューブ類
チューブ類の先端位置を確認する

- 救急集中治療の現場では、さまざまなデバイスやチューブ類が挿入されることが多いものです。挿入後には、位置を確認するために胸部X線写真を撮影します。代表的なチューブ類と、その正しい先端位置について確認しておきましょう。
- 各々、どこに存在すべきか、**先端の位置が胸部X線写真上どのあたりに相当するのか**を知っておきたいものです。

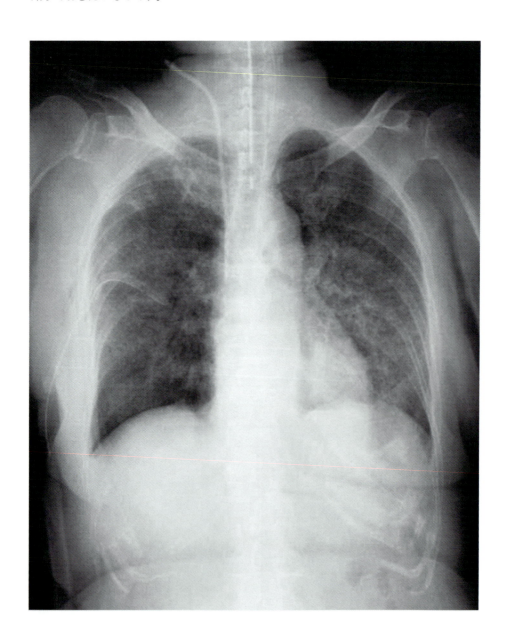

| 骨・軟部 | 縦隔 | 横隔膜 | 肺野 | 異常とまぎらわしい正常像 | 挿入されたチューブ類 |

- **気管内挿管チューブ**：気管内に存在。**先端は気管分岐部より数cm上。**
- **中心静脈カテーテル**：頸部または鎖骨下から上大静脈内。**先端は右房の手前。**
- **胸腔ドレナージチューブ**：胸腔内に挿入されます。
- **経鼻胃管**：食道を通って先端が胃内に存在するのが正しい位置です。

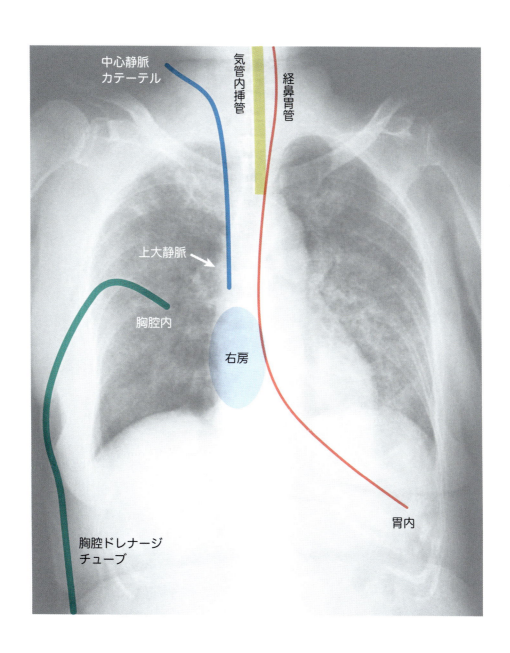

第3章

X線で
黒くなる病態と
白くなる病態

3 X線で黒くなる病態と白くなる病態

はじめに
X線で黒くなる病態と白くなる病態

この章から、いよいよ肺野の陰影を詳しく見ていきます。まずは「陰影」を表す用語について、第1章の復習をしておきましょう。

- 肺が病気になると、肺の密度になにがしかの変化が起こります。
    - 肺胞が減ったりして空気成分が増えるか
    - 炎症や腫瘍が生じて水成分が増えるか

- いずれにしても、肺の密度が変化する、そのパターンをこの本では次のように分けています。

黒くなる（肺胞が減る、空気含有量が増える）
・肺嚢胞 ・肺気腫（肺低吸収域） ・気胸
白くなる（水分含有量が増える）
・胸水・無気肺 ・すりガラス影・コンソリデーション（浸潤影） ・粒状影・結節影・腫瘤影
白と黒が混在する
・空洞 ・気管支拡張 ・網状影 ・蜂巣肺

- それぞれの「陰影」の成り立ちと、見るべきポイントをこの章でご紹介していこうと思います。

黒くなる病態
肺野の「黒さ」とは

- 最初は、胸部X線写真で黒くなる病態から始めます。元々の肺の濃度よりも黒くなる、ということは、肺胞が減る ≒ 空気含有量が増えているということになります。

- 昨今、胸部X線写真はデジタル化され、CR（Computed Radiography）写真とも呼ばれます。デジタル画像処理により見やすくなっている反面、フィルム時代に比べて、肺野の「黒さ」を正常に寄せてしまって、かえってわかりにくくなっていることがあります。実際に画像を見た感じは、それほど黒く見えないこともあるのです。

- そんなときはどう見るか。濃度が黒くなるような病変は肺胞、肺組織の密度が少なくなっていますので、**肺野末梢の血管影が細くなったり、少なくなったり、あるいはなくなったり**、そういうところを見ます。まあ、それも含めて黒っぽい印象を受ける、といえばそうかもしれません。

- 正常の血管影（水の密度）は、肺内（ほぼ空気の密度）を、肺門を中心に放射状に、少しずつ枝分かれして細くなりながら広がっていきます。
- 立位で撮影されていれば、下肺野に行く血管は上肺野に行く血管よりも、重力によって多く血液が流れますから、太め（上の肺野に行く血管の1.5〜2倍くらい）に見えるといわれています。イメージとしてはこんな感じです。

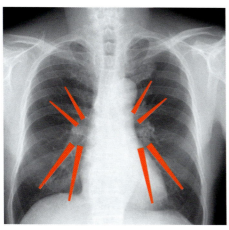
下肺野に行く血管の方が太い

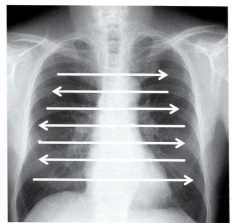
左右の血管影を同じ高さで比較する

- 基本、同じ高さの血管は左右同じような太さだと考えてOKですから、肺野を見る時には、**左右の血管影に差がないか**、同じ高さで比較をしながら追っていきます。
- 「黒くなる病態」を見るときには、肺野濃度だけでなく血管影にも注目しましょう。

3　X線で黒くなる病態と白くなる病態

黒くなる病態①肺嚢胞
肺嚢胞は空気の入った袋

- 胸部X線写真で黒くなるような病態は、大きく分けて次の3つです。

    - 肺嚢胞
    - 肺気腫（肺低吸収域）
    - 気胸

- この中で「肺嚢胞」とは、肺の中にできた袋のことです。

    「嚢胞」という言葉は、内臓にできた袋を意味します。肝嚢胞や腎嚢胞では袋の中に水が入っているのに対して、肺嚢胞の袋の中には通常、空気が入っています。（まれに嚢胞内に感染が生じたりすると、水が出てきてニボーを作ることがありますが…）

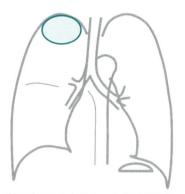

肺の中に、空気の入った袋ができる。周りに白くて薄い壁があり、中身は肺の濃度よりも黒く見える。

- まあ、通常は空気だけが存在する。つまり、X線写真では真っ黒（密度≒0）になる、ということです。血管影は袋の境界で途切れ、内部では全く見えません。

- 袋があって、中身が空気、ということで、<u>袋にあたる周りの隔壁は白く薄い壁として見え、その中身が真っ黒に見える</u>、これが嚢胞の見え方です。

- 実物を見てみましょう。右の肺尖部に、肺紋理がない、薄〜い壁で仕切られた空間が見えます。

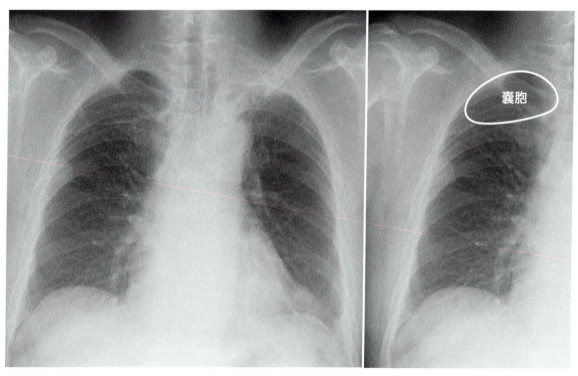

106

黒くなる病態①肺嚢胞
ブラとブレブ

- 嚢胞には定義として**ブラ**と**ブレブ**、2つのものが決められています。ところが、その定義は教科書によって（画像診断の教科書か病理の教科書かによっても）若干書いてあることが違っていたりします。ここでは Fleischner Society の用語集 (*Radiology 2008*) や Webb, Müller の " *HRCT of the LUNG* " あたりの教科書を参考にしてみましょう。

- **ブラ（bulla）**：径1cmを超える（通常数cm）気腔で、1mm以下の薄い壁によって境されています。**隣接する肺にしばしば気腫性変化を伴う**ので、気腫に伴って形成されたものと解釈されます。
- **喫煙者の、特に胸膜直下によく見られます**。喫煙で肺胞が破壊されると気腫になるわけですが、その一部が壁を形成してブラとなるようです。壁は、折りたたまれた肺胞や結合組織などから形成されています。
- ということで、高齢喫煙者の気胸の原因は、ブラが破れることによるケースが多いハズですが、たぶん厳密には調べられていないでしょう。

ブラ＝肺実質内にできた気腔
他にも気腫性病変が見られる

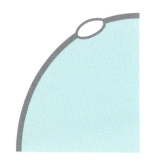
ブレブ＝胸膜内にできた小さな気腔
その部分の胸膜は薄くなる

- **ブレブ（bleb）**：基本、**臓側胸膜内に存在する小さな気腔で、径が1cmに満たないもの**をいいます。ただし、径の大きさによってブレブとブラを区別する意義は臨床的に乏しいので、ブレブという言葉を放射線科医が使用することは勧められない、とまで書いてあったりします。
- 定義からしても、ブレブの壁を形成するのは胸膜、ということになります。若年男性の自然気胸のときに、破れるのは（定義としては）ブレブであることが多いのですが、たいてい「ブラが…」と説明されていますね。
- そもそも、画像上は（大きさ以外）ブラとブレブを区別することはできませんので、これを区別することに意義は少なく、たいてい「ブラ」という用語が使われる、とまで教科書に記載があります。なので、「ブラが…」と言うておいたらいいと思います。

3 X線で黒くなる病態と白くなる病態

黒くなる病態②肺気腫
肺胞壁が壊れて肺気腫になる

- 胸部X線写真で元々の肺の濃度よりも黒くなる場所は、肺胞が減る≒空気含有量が増えている場所です。そのような変化を来す病態は、大きく分けて次の3つです。

  - 肺嚢胞
  - 肺気腫（肺低吸収域）
  - 気胸

- 「肺気腫」という言葉は、肺の中にできた空気（＝気）のかたまり（＝腫）という意味です。その昔、解剖をして、あたかも肺の中に空気のかたまりができたかのように見える、ということから名前がつけられたのでしょうか。
- 肺気腫になると、肺胞が徐々に破壊されて、いつの間にやら消えてなくなります。

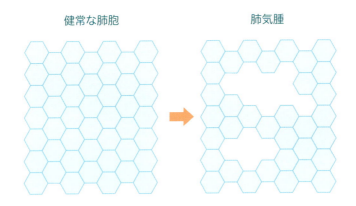

- つまり、**10％あった肺胞壁すらも消失して、そのエリアの密度はより空気そのものに近づいていく**、ということです。そうすると、X線はそのエリアでは吸収されませんから（**低吸収域**という言葉の意味です）、元々の肺の濃度よりも黒くなります。

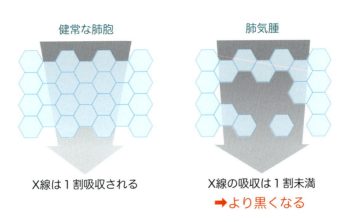

健常な肺胞　X線は1割吸収される

肺気腫　X線の吸収は1割未満
➡ より黒くなる

- 肺気腫が進行すると**閉塞性障害となるため、息を吐きにくくなり、肺内に空気がたまってくる**ので、肺が**過膨張**になります。つまり、肺内にさらに空気成分が増えてくるため、さらに黒くなってくるのです。
- 通常は下の写真のように、過膨張（横隔膜低位、平坦化、滴状心）とセットで肺野濃度の低下（黒くなる）が起こってきますから、肺の大きさ、横隔膜の高さや位置に注意をしておきましょう。

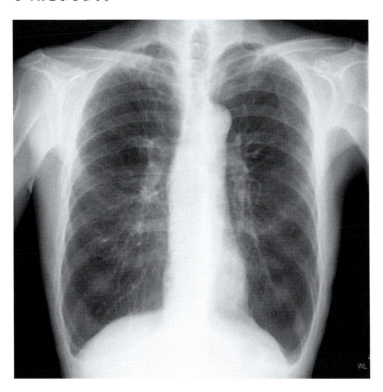

- CTで見ると、このような黒いエリアとして認識されます。

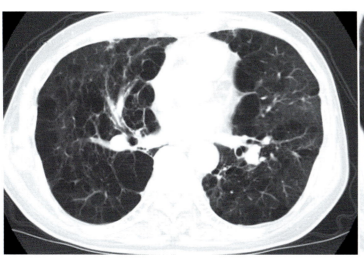
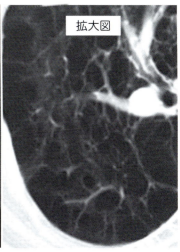

拡大図

3 X線で黒くなる病態と白くなる病態

嚢胞と気腫の見え方の違い

- 下の図をご覧ください。黒いエリアの周りに白い袋というか、縁取り、薄い隔壁があるものを**嚢胞**、縁取りがなくていきなり黒いエリアになるものを**気腫**といいます。

気腫＝黒の周りに縁取りなし

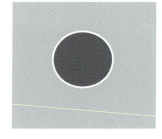
嚢胞＝黒の周りに白い縁取り

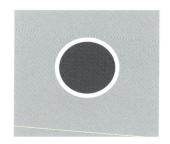
空洞＝1mm厚以上の白い縁取り

- ちなみに、嚢胞よりもハッキリとした、厚めの隔壁に囲まれた黒いエリアを**空洞**といいます。空洞の内部には通常は肺組織は残っていませんので、中は真っ黒に見えます。

- 空洞の成り立ちは嚢胞とは異なりますが（231ページ）、特に壁の薄い空洞は、画像では嚢胞と区別が難しいことがあります。確固たる定義はないのですが、測定可能な（1mmくらいの）壁があれば空洞、それより薄い壁しかなければ嚢胞、とか、嚢胞は複数連なって見られたり、気腫と併存していたりすることが多い、というあたりが見分けるポイントかと思います。

- 肺気腫になるには **pack-years**（1日○箱×年数）にして20以上、と一般的に言われています。すなわち1日20本で20年以上、本数にすると、

    20本/日 × 365日 × 20年 ＝ 146,000本

- お値段を昔の1箱250円平均で計算すると、

    250円/日 × 365日 × 20年 ＝ 1,825,000円

    ぐらい使うことになります。

    これを高いととるか安いととるかは考え方ですが、医療費や、しんどくなることによる損失はバカになりませんね。

黒くなる病態③気胸
気胸は肺の外に空気がある

- 胸部X線写真で、元々の肺の濃度よりも黒くなる病態は、大きく分けて次の3つでしたね。

    - 肺嚢胞
    - 肺気腫（肺低吸収域）
    - 気胸

- 「気胸」というのは、**肺の外、胸腔内に空気が存在する状態**です。そのような状態では、肺の外にある空気は当然、真っ黒に写ります。

- 一方、肺は空気が抜けてそれなりにしぼみます。つまり、空気の含有量が減り、相対的に水成分が増えるわけですから、元の濃度よりは白っぽくなります。

- 下の2枚の写真を見比べてください。さて、どちらが気胸でしょうか？

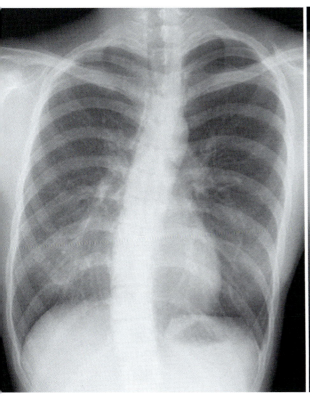
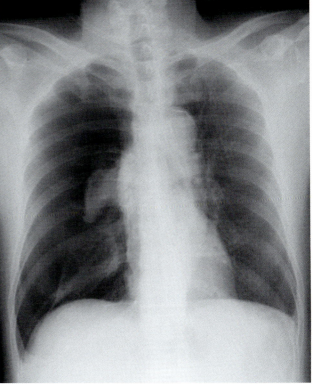

3　X線で黒くなる病態と白くなる病態

◆ 肺の外縁をなぞってみると…

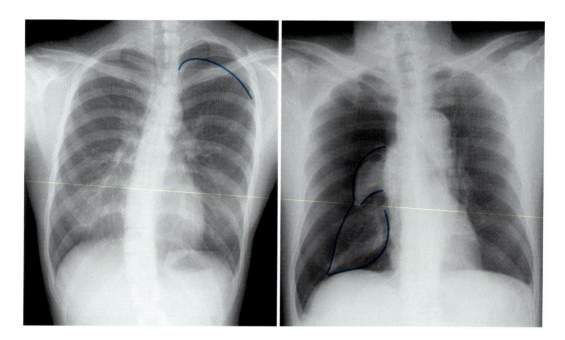

◆ そうです。両方とも気胸でした。

◆ ここで見ていただきたいのは、**肺外の「黒さ」**と、**縮んだ肺の「白さ」**。

◆ 左の症例では、気胸の程度は軽く、肺もあまり縮んでいません。そのため、肺の濃度は元の濃度から、さほど変わっていませんね。

◆ しかし、右の症例はどうでしょう。縮んだ肺が白くないですか？　**肺は、空気が抜けると白くなっていく**。この感覚を認識できるようにしましょう。これからもあちこちで出てまいります。

黒くなる病態③ 気胸
気胸と肺嚢胞の鑑別

- ある程度以上の気胸においては、診断で迷うことはそうそうないと思いますが、胸部 X 線写真で鑑別を要する場面もいくつかあります。
- 1 つは巨大な嚢胞との鑑別。巨大な嚢胞はしばしば大きな air space を形成しますから、気胸か？と思うこともあります。

- 鑑別の原則は、**air space と肺との境界線**を見ることです。気胸の場合、肺は縮みますが、基本的には肺自体が袋ですから、肺と胸腔（air space）との境界線は、**外向きに凸**となります。
- 一方、肺嚢胞の場合、基本的には嚢胞が袋なので、肺は押されて**肺側に凸**となるのです。

- では症例を見てみましょう。この症例は気胸でしょうか、肺嚢胞でしょうか？

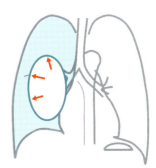

気胸だったら、肺は縮むが、胸腔側（黒い方）に凸となる

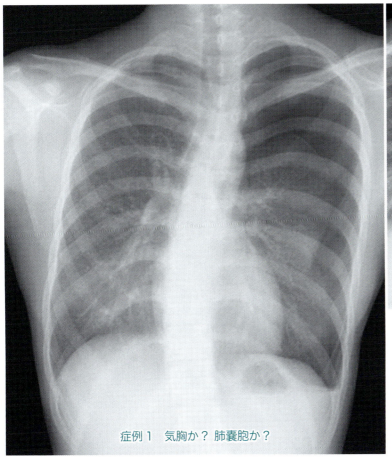

症例1　気胸か？ 肺嚢胞か？

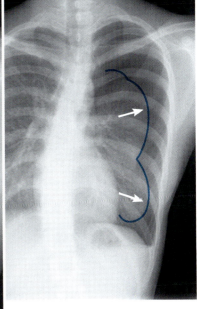

3 X線で黒くなる病態と白くなる病態

- 症例2はどうでしょう。気胸でしょうか、肺嚢胞でしょうか？

- air spaceと肺との境界線に注目しましょう。症例1は境界線が**胸腔側に凸**ですので気胸、症例2は**肺側に凸**ですので嚢胞、とわかります。

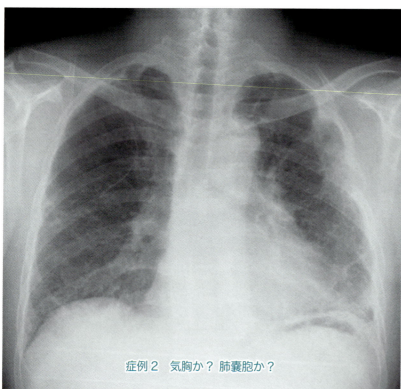

症例2　気胸か？　肺嚢胞か？

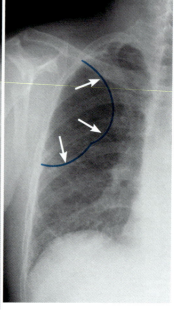

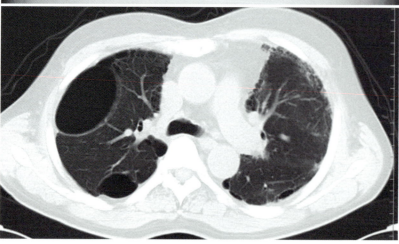

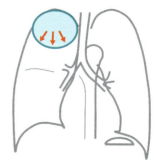

嚢胞は基本的には円形なので、肺は押されて肺側（白い方）に凸となる

黒くなる病態③気胸
気胸とニボー形成

- 気胸の患者さんで、時々**ニボー**（niveau、鏡面形成像）を見かけることがあります。ニボーのできる機序と、その臨床的な意義を考えましょう。

- そもそもニボーとは、**水と空気が接するところに形成される水平面（線）**のことです。コップに水を入れると、水面ができますね *(当たり前)*。あれと同じです。

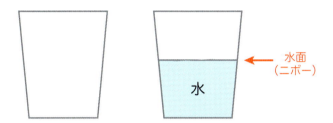

- 実際の症例では、**気胸と胸腔内の水分が併存するとニボーが形成されます。**

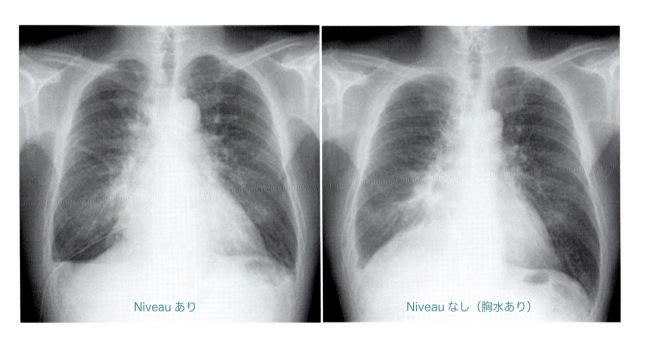

Niveau あり　　　　　　　　Niveau なし（胸水あり）

3 X線で黒くなる病態と白くなる病態

- 左の写真は気胸＋胸水。ニボーが見られます。右の写真は胸水のみの場合で、胸水の上には肺があって空気はありません。そのためニボーは生じず、**肋横角が鈍**（81ページ）になるのみです。

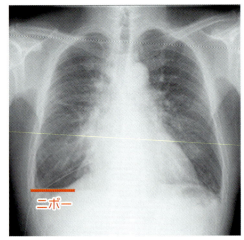
Niveau あり

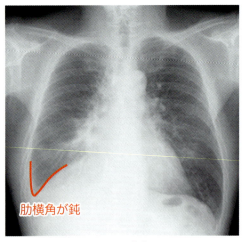
Niveau なし

- 原理的に理解していただくために、コップの水に肺を浸けたと考えましょう。左側の図では、肺の外には水があるだけですから、ニボーは形成されません。右側の図ですと、肺の外に水と空気があり、水面が形成されているわけです。

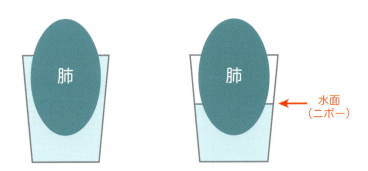

- ニボーが持つ臨床的な意味ですが、まずは交通外傷の場合。交通外傷で胸腔内にニボーを生じる病態としては、**血気胸**が考えられます。ですから、直ちに穿刺、ドレナージや開胸手術の備えが必要でしょう。
- また、自然気胸でニボーが見られる場合は、気胸発症から時間が経過したことによる**胸水貯留**が疑われます。虚脱期間が長いと血流も低下していますから、急速に陰圧をかけて肺を膨張させると、再膨張性肺水腫を発症する恐れがあります。この場合、初期には陰圧をかけず、水封で管理をするようにしましょう。
- あと、微小な気胸はニボーで気づかれることがあります。胸腔内にニボーが見える場合は、必ずその意味、理由を考える癖をつけておきましょう。

黒くなる病態③気胸
自然気胸でニボーが見られる理由

* **自然気胸**でニボーが見られる場合は、気胸発症から時間が経過したことによる胸水貯留が疑われます。その機序について説明します。

* 胸腔内には常に胸水が循環しています。かのバイブル、"*Pleural Diseases*"によりますと、胸水は胸膜にある末梢血管から産生され、ヒツジで0.01mℓ/kg/hr、ウサギで0.02mℓ/kg/hrの速度で産生されているとのことです。体重50kgの人に当てはめると、1日数十mℓ程度産生されていることになります。

* 一方、胸水の吸収は、接触している**胸膜のリンパドレナージや血管によって吸収**されていると考えられています。

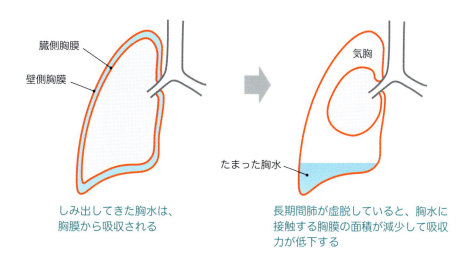

しみ出してきた胸水は、胸膜から吸収される

長期間肺が虚脱していると、胸水に接触する胸膜の面積が減少して吸収力が低下する

* それが気胸になると、**臓側胸膜と壁側胸膜が離れて**、結果的に胸水に接触する胸膜の面積も減り、そのぶん吸収力が低下することになります。そのため、肺が虚脱している期間が長くなると、だんだん胸水がたまってくるというわけです。

* ところで、ニボーといえば、よく出てくるのはイレウス。イレウスの場合、なぜニボーが出現するのでしょうか。

* イレウス、つまり腸閉塞の場合、腸管が動かなくなり、腸内容物が貯留した状態になります。すると腸の内圧が亢進し、腸管壁の血流低下や浮腫が生じます。そのため、腸内細菌によって生じたガスが吸収されなくなり、小腸内容物である液体成分と接触することで、気体（ガス）と液体（内容物）の間に鏡面形成が生じるのです。

* 通常の状態であれば小腸内にガスは存在しないため、ニボーは形成されません。ニボーの存在は、**ガスと液体が共存している**ことを意味しています。

3 X線で黒くなる病態と白くなる病態

連続性に白くなる病態
X線でべったりと白くなる病態とは

- 黒くなる病態（気腫、嚢胞、気胸）の次は、白くなる病態です。白くなる病態には色々ありますが、まずは「**べったりと白くなる**」病態を考えましょう。ある程度の大きさで連続性に拡がる、真っ白い領域です。

- 連続性に白くなるにはそれなりの理由があります。パッと見（⬇）こんなんでも、色々な病態を含んでいるのです。

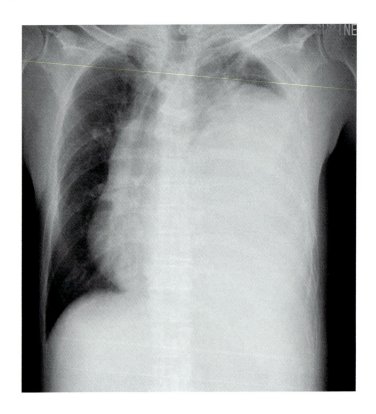

- 鑑別すべき病態を挙げてみると…

  - **胸水**
  - **腫瘤**
  - **無気肺**
  - **コンソリデーション（浸潤影）**

- まずは手っ取り早く目星をつける「目のつけどころ」をご紹介し、それからそれぞれの病態について紐解いていきましょう。

  なお、白い領域が限局して存在、あるいは飛び飛びに存在するような病態は、胸部CTでの評価が必要になるので、第5章で取り上げます。

連続性に白くなる病態
手っ取り早い見分け方

- ある程度の大きさで連続性に拡がる真っ白い領域がどんな性質の病変か、手っ取り早く見分けるコツをはじめにお教えしましょう。

胸水

- 立位で胸部X線写真を撮ると、胸水は下に溜まります。胸水があると、胸膜と肺の間に水が入り込んでくるので、**胸膜直下の付近が丸く持ち上がる**ことが多いです（121ページ）。
- また、粘り気の多い胸水であれば、胸膜に沿って厚みのある濃度上昇域として見えることもありますし、**葉間胸膜にも水が入り込みます**。右の上中葉間裂に入り込むと毛髪線がハッキリ見え（91ページ）、中下葉間裂に入り込むと下肺野の濃度が上昇しているように見えたりもします。

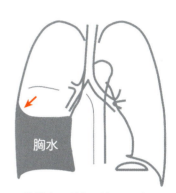
胸膜直下が丸く持ち上がる

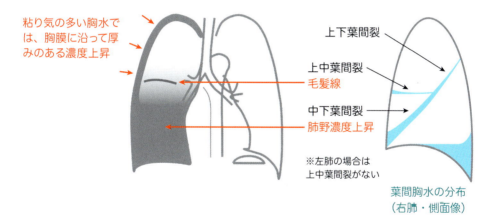
葉間胸水の分布
（右肺・側面像）

腫瘤

- 腫瘤の性質として外側にモコモコと増殖していきますから、ある程度の大きさのものになると、**辺縁が外向きに凸**に見えることが多いです（129ページ）。球っぽいこともあれば、辺縁のモコモコが見られることもあります。

- 胸水も腫瘤も、容量が増える病変ですから、ある程度以上多く（大きく）なると縦隔を圧してきます。そのため、気管や縦隔は健側に圧されます（127ページ）。

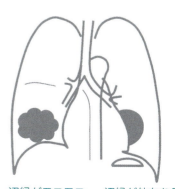
辺縁がモコモコ　　辺縁が外向き凸

3 X線で黒くなる病態と白くなる病態

- また、胸水は肺外の病変ですし、腫瘤は内容物が密であり、病変内を走る気管支は押しつぶされます。そのため、どちらもエアブロンコグラムは生じません。

  内部が疎な高分化腺癌などの場合、限局したすりガラス影の中にエアブロンコグラムが見えることもあります。

無気肺

- 無気肺は容量減少を伴いますので、**辺縁は内向きに凸**になります（131 ページ）。また、通常は葉・区域単位で見られることが多く、その頂点は葉・区域の入口部（つまり比較的中枢）にあたります。まとめると、**中枢を頂点とする扇形**で、辺縁が内向きに凸のイメージで捉えておくと分かりやすいと思います（132 ページ）。

- 無気肺エリアの容量は減少しますから、気管や縦隔は患側に偏位し、患側の横隔膜は挙上します（143 ページ）。病変部の気管支内に空気は存在しなくなるため、エアブロンコグラムは生じません。

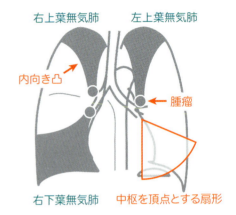

右上葉無気肺　左上葉無気肺　内向き凸　腫瘤　右下葉無気肺　中枢を頂点とする扇形

コンソリデーション（浸潤影）

- コンソリデーション（浸潤影）は容積があまり変わりませんので、構造物（縦隔や横隔膜）の動きが少ないことと、べたっと白い中に**エアブロンコグラム**（148 ページ）が見られることが特徴です。

- 辺縁は不明瞭なことも少なくありませんが、辺縁が見えるものでは比較的まっすぐで、モコモコ感とか縮んでいる感じは受けないことが多いです。

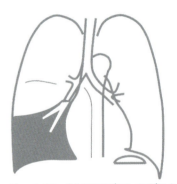

べたっと白い中にエアブロンコグラム

連続性に白くなる病態①胸水
胸水が少ないうちは…

- 胸水とは、胸腔内、すなわち肺の外にたまった水のことです。健常者でも胸腔内には潤滑油として胸水が5〜10mℓ程度存在しています（胸水がないと臓側胸膜と壁側胸膜は密着し、摩擦が強くて動かなくなってしまいます）。

- 胸水の産生・吸収バランスが崩れて産生が増加（これがほとんど）、または吸収が減少すると、胸水の量が増加してきます。

- 水は当然水濃度なので、X線写真で真っ白に見えます。また、水は下にたまりますが、**毛細管現象**によって臓側胸膜と壁側胸膜の間をつつーっと上がってきます。

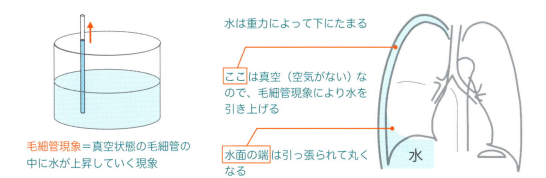

- 胸水は下からたまってきます。正面像では、胸水の量が少ないうちは横隔膜の影に隠れてあまり見えませんが、およそ **300mℓを超えてくると肋横角（costophrenic angle：CP angle）付近に円弧として見えるようになります。**

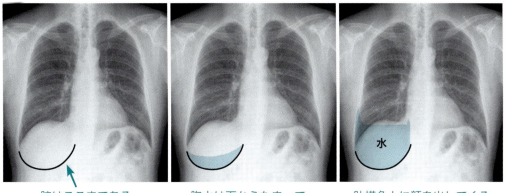

3 X線で黒くなる病態と白くなる病態

- これが側面像であれば25mℓ程度、側臥位であれば10mℓ程度の水が肺の外にたまってくると見えるようになります。**正面像は少量胸水の発見には向かない**、ということを知っておいてください。

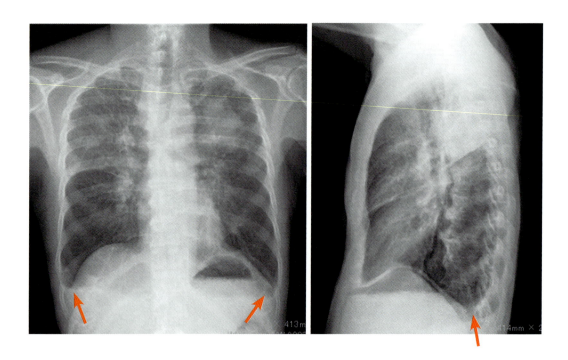

- 上の症例で、正面像では右胸水はわかりますが、左胸水はほとんどわかりません。しかし、側面像では、左肺の後ろの肋横角が胸水のために丸くなっているのがわかりますね。

連続性に白くなる病態①胸水
肺下胸水

- 立位では、胸水は横隔膜のすぐ上に、肋横角を鈍にしながら貯留していきます。ところが、症例によっては横隔膜の形に沿って貯留し、あまり肋横角の鈍化が目立たないことがあります。
- そういう場合は **肺下胸水** と呼ばれ、単に横隔膜が挙上しているだけのように見え、異常所見として認識しにくいものです。
- そこで、単に横隔膜が挙上している場合と鑑別するために、特に左側で、**胃泡と（見えている）横隔膜の間が離れていないかどうか**を確認します。
- 横隔膜は通常、胃泡のすぐ上で1cm未満のところにありますが（36ページ）、ここが分厚くなっていると、肺下胸水の可能性があるのです。

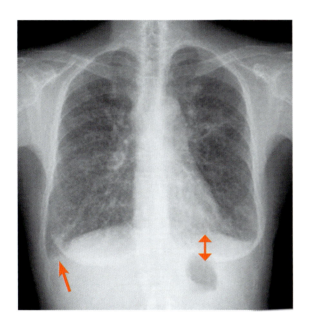
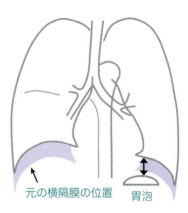

元の横隔膜の位置　　胃泡

- ただ、正常でも1割程度は1cmを超えるともいわれていますので、確認には次の方法を使います。
  - 胸水があると思われる（横隔膜の高い）側を下にした側臥位で写真を撮る。
  - 側面や斜位でX線写真を撮る。
  - 超音波検査をする。
  - CT検査をする。
- 患側が下の側臥位は検出感度が高いのでお勧めします。

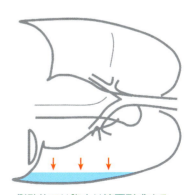

側臥位では胸水は液面形成する

3　X線で黒くなる病態と白くなる病態

連続性に白くなる病態①胸水
仰臥位での胸水

- ポータブル写真のように仰臥位で撮るときには、背部に胸水が貯留します。そのため写真を見ると、胸郭内の濃度が全体的に上昇して見える（下の方が少し濃い）ことが多いです。

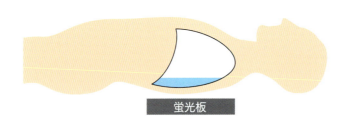

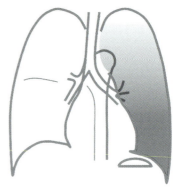

臥位では胸水は背部に溜まるため、胸郭内の濃度が全体的に上昇する（上の方が比較的薄いことが多い）

- 場合によっては、立位同様、胸水が肺尖部に貯留し、厚みのある濃度上昇域として認識されたりします。むしろ立位より臥位の方が、こうなりやすいです。

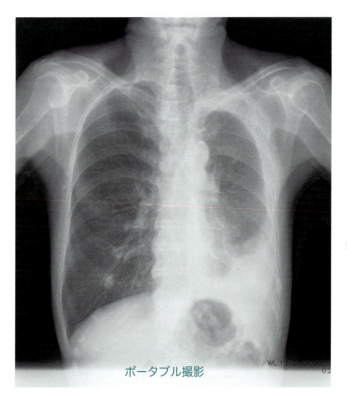

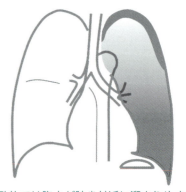

臥位では胸水が肺尖付近に溜まりやすい

連続性に白くなる病態①胸水
被包化胸水・葉間胸水（vanishing tumor）

- 胸水の原因・病態、それに既往歴によっては、胸水が下からだんだん溜まるとは限りません。
- たとえば膿胸のようにpHの低い、フィブリンが多く存在するような場であれば、胸膜面にフィブリンが沈着して部分的な癒着を起こします。その結果、胸水が包まれてパッケージされたような箇所ができます。こういう現象を、（胸水の）被包化と呼んでいます。
- 被包化が起こると、胸水は横隔膜直上ではなく、宙に浮いたような場所で貯留し、胸膜が部分的にぷくっとふくれたように見えます。

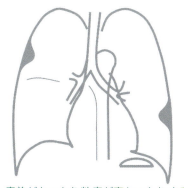

癒着があったり粘度が高かったりすると胸水が被包化され、部分的に胸膜が肥厚したような像としてみられる

- 肺尖部で胸水の量が多いと、前項で紹介したような「胸膜に沿って厚みのある濃度上昇」になります。

- 葉間胸水でもしばしば同じような現象が起こります。側面から見ると、胸水があるところが部分的に肥厚してレンズといいますか、やはりぷくっとふくれて見えることが多いです。extrapleural sign（238ページ）を呈する胸膜の腫瘤影と、見分けが難しいこともあります。

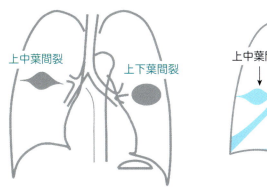
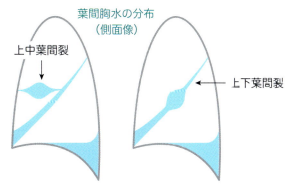

- 上中葉間裂に溜まった胸水を正面から見ると、同じようにぷくっとしたニュアンスと、肥厚した毛髪線（91ページ）が見られます。上下葉間に斜めに溜まった胸水を正面から見ると、ぷくっという感じが見えず、ただ丸く見えたりします。
- この「丸い感じ」が腫瘤影に似ているということで、しばしば鑑別が問題になることもあります。心不全時に見られる葉間胸水は、治療によって速やかに消退することから、vanishing tumor（消失する腫瘍）みたいな呼ばれ方をされたりもします。

3 X線で黒くなる病態と白くなる病態

連続性に白くなる病態①胸水
胸水が増えてくると…

- 胸水がたっぷり溜まってくると、どんどん水面が上昇してきます。水のある部分はX線写真では白くなりますので、白い範囲が下から上がってくる感じです。
- やがて、胸水に接する部分の肺は、圧されてぺちゃんこになります。ぺちゃんこ、ということは空気が抜けることですから、**そのエリアは無気肺になるわけです。**

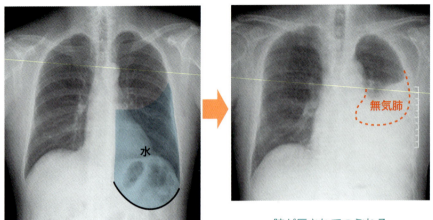

胸水が増加してくると…　　　　肺が圧されてつぶれる

- そういえば、これまでにも何度か「無気肺」と書いてきましたが、きっちりと定義していませんでした。あとでまた詳しく書きますが、取り急ぎ、「気胸と違って空気漏れを伴うことなく、肺内の空気が無くなって肺がぺちゃんこになった状態」とご理解ください。
- このように胸水に圧されて生じた無気肺のことを、**圧迫性無気肺**（compression atelectasis）とか、**受動無気肺**（passive atelectasis）とかいいます。いずれにしても、つぶれた肺にはほとんど空気は入っていませんから、X線写真では隣接する水と区別はつきません。CTでは、水と軟部影ということで少し濃度が異なり、違いがわかります。

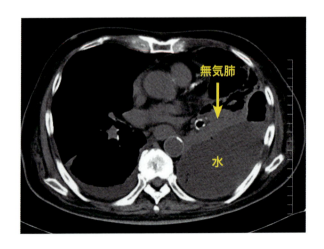

連続性に白くなる病態①胸水
胸水が満タンに近づいてくると…

- 胸水がもっと増えて、満タンに近づいてくると、胸水の重みで縦隔が圧され、健側にshiftします。
- この症例では、見事に縦隔・気管が健側の右側に圧されていますね。

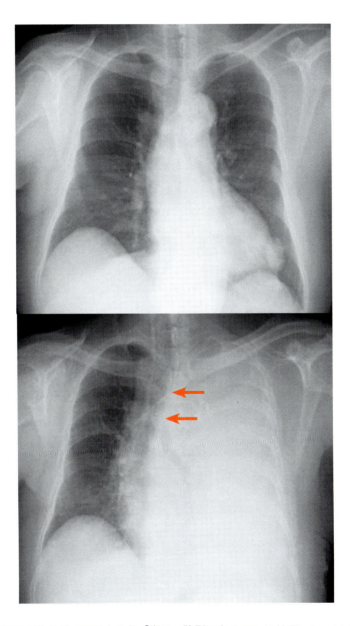

- このような縦隔の動きが、同じような「白い」陰影であるコンソリデーション（浸潤影）や無気肺との最大の違いです。縦隔の動きは、さまざまなことを物語るのですね。

3 X線で黒くなる病態と白くなる病態

よくある質問「胸水と肺水腫」

- 胸水の話をすると、学生さんから「それって、肺水腫とは違うんですか？」みたいなことをよく聞かれます。「肺に水が溜まった」というフレーズから、肺水腫を連想されるんですね。
- でも、これらは全然違う病態です。まず次の図をご覧ください。

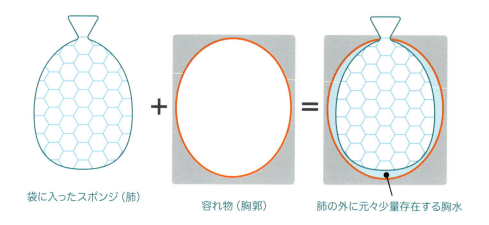

- 袋（臓側胸膜）に包まれたスポンジ（肺）と、容れ物（胸郭・壁側胸膜＝赤線）があります。容れ物に袋入りスポンジが入ったものが普段の状態ですね。

- **胸水**というのは、袋の外（つまり肺・臓側胸膜の外）、容れ物の中（つまり胸郭内）に水が溜まることです。

- それに対して、**肺水腫**は肺の中に水があふれ出すことです。スポンジが水浸しになっている様子を思い浮かべてください。

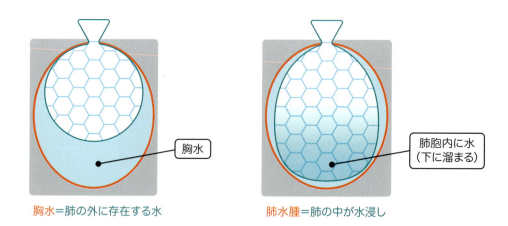

連続性に白くなる病態②腫瘤影
腫瘤影の特徴

- X線でべったりと白くなる連続性の陰影、胸水の次は**腫瘤影**です。

- そもそも「腫瘤」とは、カタマリを表す言葉。目で見てカタマリに見えたら、それは腫瘤影と呼んでいいでしょう。具体的には、径が3cm以上の大きさの陰影を指すことが多いようです。

- 腫瘤影を形作る病変は、腫瘍のようにモコモコと大きくなる、外へ外へと進出していく性質を持つ疾患であることから、陰影の特徴としては、**辺縁が外に飛び出している＝外向きに凸**であることがポイントになります。

- もちろんそういう病変は腫瘍が多いのですが、結核や非結核性抗酸菌のように、腫瘤を形成する感染症もこういう陰影を作ります。

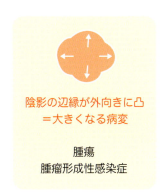

陰影の辺縁が外向きに凸
＝大きくなる病変

腫瘍
腫瘤形成性感染症

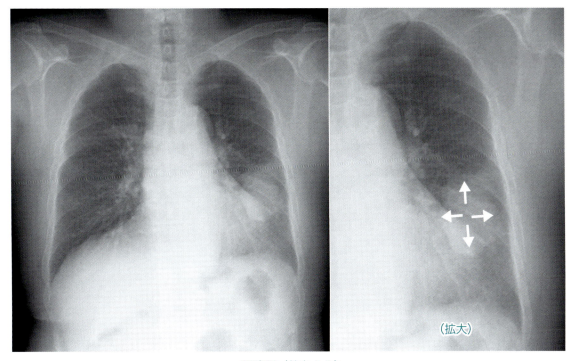

腫瘤影（外向き凸）

3 X線で黒くなる病態と白くなる病態

実際に、巨大な肺癌によって縦隔の偏位をみることはよくあるのか？

- 腫瘍が大きくなり、一側肺の大部分を占めるようになってくると、腫瘍は当然、縦隔を圧してきます。そのため縦隔・気管が健側に shift します。……というのが原理的には正しいのですが、実際にそのような病変を見ることはあまりありません。ナゼか。

- それは、一側肺を占めるような巨大な腫瘍が存在するような症例が少ないからであります。通常、悪性腫瘍はある程度の大きさになると、何らかの症状が出てきます。
- 肺癌であれば呼吸器症状が出ますし、そうでなくても腫瘍が栄養を奪い取り、「だるい、しんどい」「微熱」「苦しい」というような症状が見られたり、果ては悪液質のために致命的になることもあります。
- 特に一側肺を占めるような巨大な腫瘍は、それを持った状態で生存すること自体が困難になります。ですから時々見かける巨大腫瘤は、肺癌ではなくて大量の胸水であったり、腫瘍であっても良性腫瘍や縦隔腫瘍であったり、というケースが多いのですね。

連続性に白くなる病態③無気肺
無気肺の定義

- X線でべったりと白くなる連続性の陰影、次に**無気肺**（atelectasis）を取り上げます。まずは言葉の定義から。

- 胸水のところで、取り急ぎ「気胸と違って空気漏れを伴うことなく、肺内の空気が無くなって肺がぺちゃんこになった状態」と書きました。あながち的外れではありませんが、もう少し正確な定義として、Fleischner Society：Glossary of Terms for Thoracic Imaging（*Radiology* 2008）を引用しましょう。

> 肺のすべて、または一部がしぼむこと。

- う〜んシンプル。さらに続いて、

> もっともよくある原因の1つは**気道の閉鎖（例：気管支内新生物）による遠位の空気の吸収**である。同義語の collapse は、特に程度が強かったり、肺濃度が明らかに上昇しているときに、atelectasis に替わってしばしば用いられる。
> X線とCT：病変部の、**濃度上昇に伴う容量減少**が見られる。しばしば、葉間裂、気管支、血管、横隔膜、心臓、縦隔の位置異常を伴う。

- 通常単に「無気肺」というときには、上述のごとく、「気道の閉鎖によってそこより末梢の肺に存在する空気が吸収され、肺のすべて、または一部がしぼんだ状態」を指します。空気の出入りがなくなると、肺胞の周りに豊富にある毛細血管からどんどん空気が吸収されて、やがてなくなってしまうのです。

胸水に圧されて生じた無気肺のことを「圧迫性無気肺」とか「受動無気肺」と呼ぶのは、上述の「普通の」無気肺とは機序が異なるための特別扱いです。（126ページ）

- 話は普通の無気肺に戻りますが、この無気肺、「しぼむ」という言葉がキーワードです。元の大きさよりも肺が縮み、小さくなるのです。その結果、**無気肺になったエリアは周囲の構造物（葉間裂、気管支、血管、横隔膜、心臓、縦隔など）を引っ張り込みます。**周りを引っ張り込む病変は、**辺縁が内向きに凸**となります。

- そして、空気が抜けてしまうわけですから、そのエリアは真っ白になります。線維化病変でも辺縁が内向きに凸になりますが、病変のエリアがすりガラス影であったり、網状影であったりするので鑑別可能です。

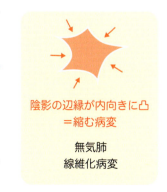

陰影の辺縁が内向きに凸
＝縮む病変

無気肺
線維化病変

連続性に白くなる病態③無気肺
肺がしぼむと、周囲の構造を引っ張り込む

- たとえば肺癌によって気道が閉鎖して、それより遠位の空気が吸収される場合を考えてみましょう。右上葉枝が閉鎖したとします。

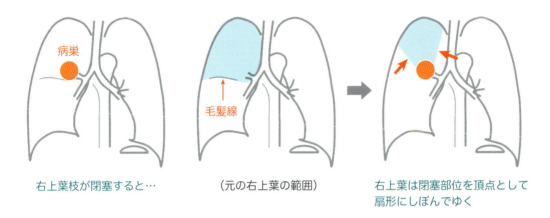

- 右上葉内の空気は、肺胞壁に存在する豊富な毛細血管から吸収されていきます。そうすると、右上葉はだんだんしぼんできます。
- その際のしぼみ方は、<u>気道の閉鎖した箇所を頂点とした扇形</u>になります。扇が折りたたまれるイメージを持って頂くと良いでしょう。

- ここで思い出してください。無気肺はしぼむ。しぼんで周囲の構造物を引っ張り込み、辺縁が内向きに凸となるのでしたね。辺縁が内向きに凸、というのは、下の図のようになることです。

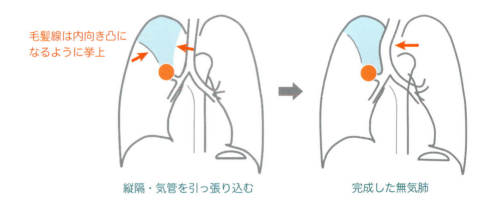

- 右上葉が虚脱することで、上中葉間裂にあたる**毛髪線**（90ページ）は挙上し、縦隔・気管は引っ張り込まれます。
- 毛髪線は無気肺の辺縁として、病変部に向かって内向きに凸となりますが、それを無気肺の原因となった腫瘤（外向きに凸）とつなげると…
- 図の赤線のように、Sの逆みたいな線が見えてきます。**逆Sサイン**とか、**inverted S sign**、あるいは最初の報告者の名前から **Golden S sign** ともいいます。キッチリ書くと、Goldenの逆S sign、という言い方になります。
- 逆Sを構成するのは、下図のごとく、内向きに凸の無気肺＋外向きに凸の腫瘤なのです。

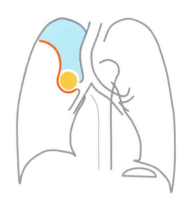

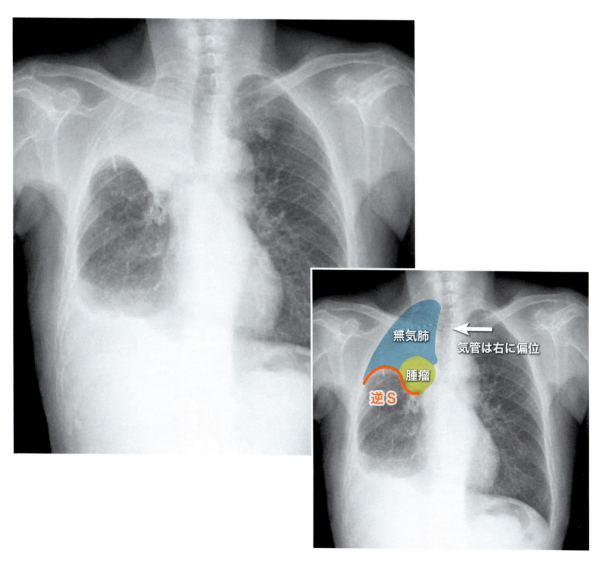

3　X線で黒くなる病態と白くなる病態

連続性に白くなる病態③無気肺
無気肺と血管影

- たとえば、右の中下葉に行く気管支が詰まったとします。すると、中葉と下葉がしぼみます。図を見ればおわかりのように、このとき、つぶれていない部分（上葉）が引き伸ばされます。

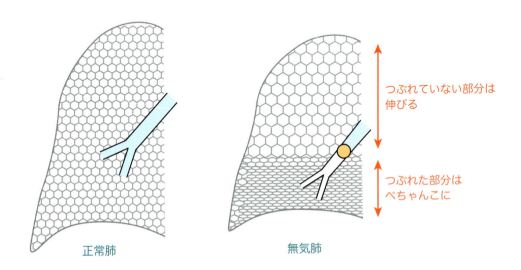

- 上の図に、血管の走行を加味して考えてみましょう。無気肺の部分は、血管が狭い範囲に集められます。逆に引き伸ばされた部分では、血管どうしの間隔が広がって疎になる、つまり単位体積あたりの血管密度が減ってくると考えられます。

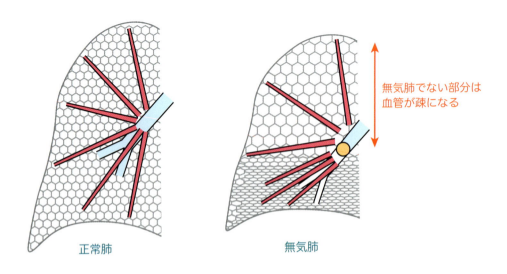

- そうすると、無気肺でない、引き伸ばされた部分では、血管の走行があまり見えない、血管影が少ない、ということになります。
- 同じ症例で、無気肺になる前と後を比べてみました。右下葉が無気肺になった後の画像を見ると、右上中葉は血管影が少なくなり、ちょっと黒っぽく見えます。

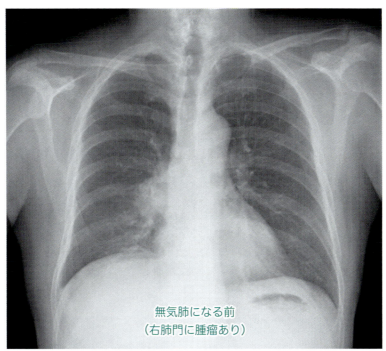

無気肺になる前
（右肺門に腫瘤あり）

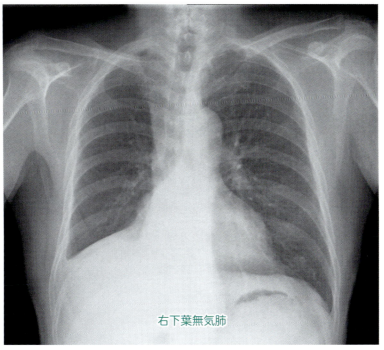

右下葉無気肺

連続性に白くなる病態③無気肺
気管の偏位に注目する

- たとえば気管が左に偏位している場合、その原因は、

  - 右から何かが圧しているか
  - 左に何かが引っ張っているか

  のどちらかです。

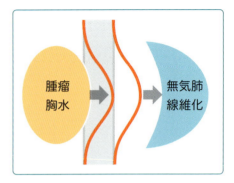

気管が左に偏位

- てことは、気管の左右を見て、どちらかが白ければ、その白いところが原因で、

  - 右が白ければ、圧しているので腫瘤・胸水
  - 左が白ければ、引っ張っているので無気肺・線維化

  であるとわかります。

- では練習問題。この症例では気管が左に偏位していますが、左右どちらにその原因があるでしょうか？　臨床実習中の学生さんに聞いてみると、1班4〜5人のうち数人はわかるようです。

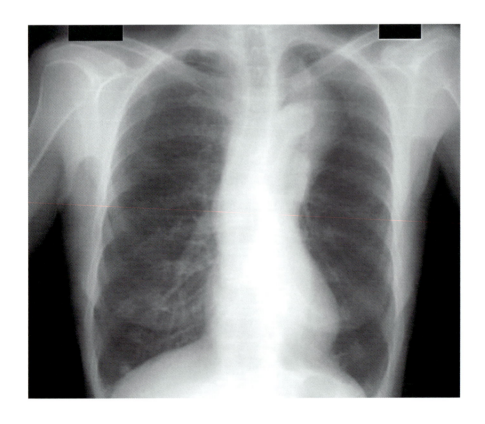

| X線で黒くなる病態 | 連続性に白くなる病態 | 白と黒が混在する病態 |

- そうです。左側ですね。大動脈弓とシルエットサイン陰性の陰影が見られます。気管の左に無気肺があり、気管を左に引っ張っていると考えられます。
- この症例は**気管支結核**でした。治療前後の画像を比較してみましょう。

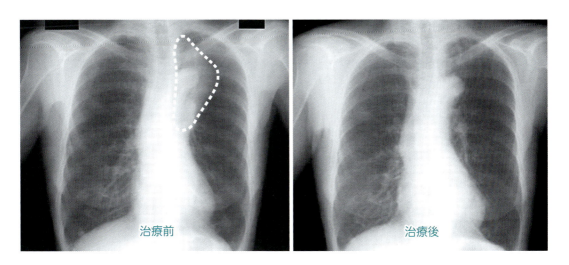

治療前　　　　　　　　治療後

- 治療後、気管の左にあった白い陰影の消失とともに、気管の偏位も解消されています。
- CTでは、左 S^3 の無気肺であったことがわかります。無気肺でかなり肺が縮んでいることも CT でよくわかります。

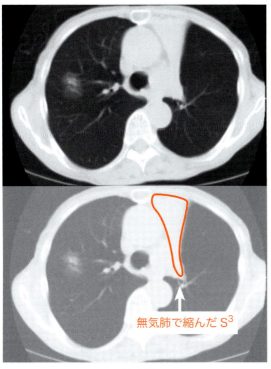
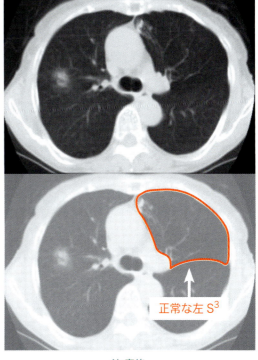

無気肺で縮んだ S^3　　　　　正常な左 S^3

治療前　　　　　　　　治療後

3 X線で黒くなる病態と白くなる病態

連続性に白くなる病態③無気肺
無気肺で肺が縮むということ

- 無気肺で思い出した症例があります。随分前の、でも印象深い、非小細胞肺癌（腺癌）の症例です。
- まずは初診時のCTをご覧ください。

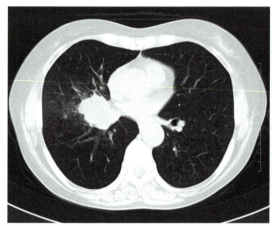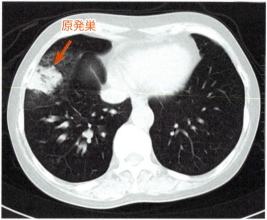

初診時のCT

- 左の写真はリンパ節転移、右の写真は（少し空洞のある）原発巣を認めます。
- 4日後、今度は造影CTを撮りに来られました。

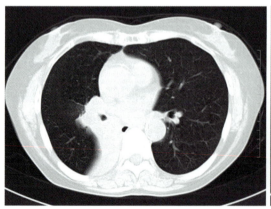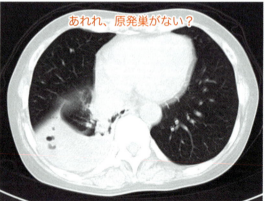

4日後のCT

- あれれ…？　同じスライスで見ているのに、原発巣の腫瘤がなくなった？
さて、何が起こったのでしょうか。

- 4日後のCTでは腫瘤が消失して見えますが、その代わりに新しい影が見えるようになっていますね（赤く塗った範囲）。
この陰影は真っ白で内向きに凸、すなわち無気肺です。

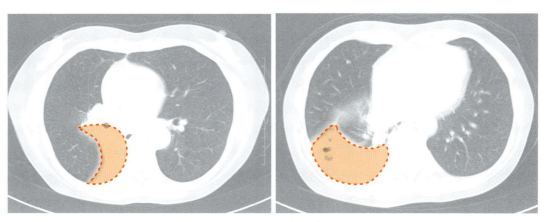

4日後のCT（再掲）

- 初診時のCTでは、右肺門におそらくリンパ節転移による腫瘤が見られます（黄矢印）。
そのため、左で見える底区枝（青矢印）が右では見られず、閉塞しかかっていることがわかります。

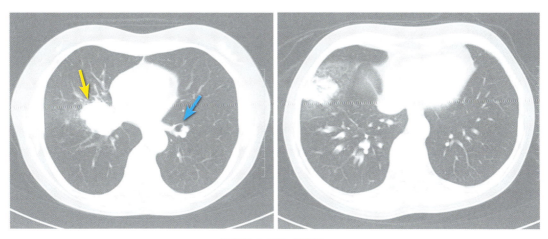

初診時のCT（再掲）

3 X線で黒くなる病態と白くなる病態

- そして4日後には、右下葉の無気肺が完成。そのために、下葉は大幅に縮むことになります。

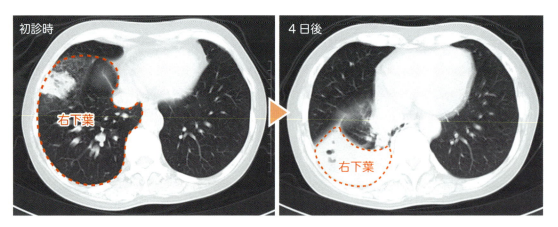

下葉はこんなに縮んだ

- 縮んだ下葉に引っ張り込まれる形で、原発巣の腫瘤は後ろに移動します。そして無気肺部分と一体化したわけです。図の赤丸部分が無気肺と一体化した腫瘤で、少し空洞が見られるのが原発巣の名残、というわけですね。

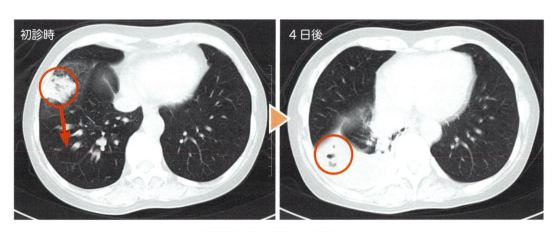

原発巣は引っ張られて後ろへ

連続性に白くなる病態③無気肺
できたてホヤホヤの無気肺

- できたてホヤホヤの無気肺を見る機会は、そうないように思います。是非、造影CTでご覧ください。

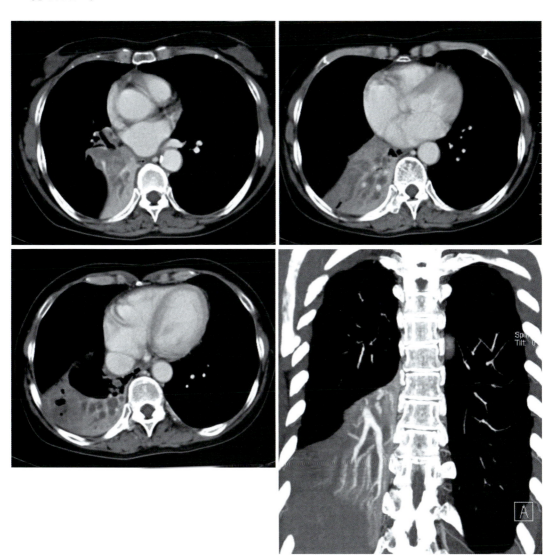

3 X線で黒くなる病態と白くなる病態

◆ 造影されたリンパ節（黄矢印）で気管支が閉塞したことで、赤線で囲まれた領域に無気肺が生じています。冠状断では、横隔膜の挙上（青矢印）も認識できますね。

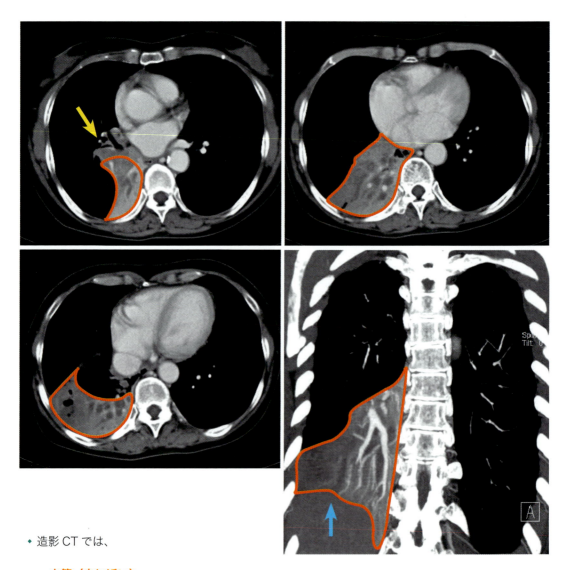

◆ 造影CTでは、

- **血管（白に近い）**
- **肺実質（軟部濃度）**：空気が抜けて肺胞壁が折りたたまれ、重なっている
- **気管支（黒に近いグレー）**：気管支粘膜から分泌された粘液が充満している

が区別できます。

◆ 時間が経つと、血流が減り、肺実質が器質化して、だんだん均一になってきますが、完成してしばらくはまだ血管もハッキリ、そして気管支もしっかり見えます。よーく見ておいてください。

連続性に白くなる病態③無気肺
片側が真っ白 ➡ 次にとるべき行動は？

- 大学病院にやってくる症例で、胸部 X 線で片側が真っ白になるような状況は胸水か無気肺が多いのですが、**胸水か無気肺かでは、次にとるべき行動が全く異なります。**

  - 胸水ならば、胸膜疾患であるため、次は胸膜側からの（つまり経皮的な）アプローチになります。具体的には、胸腔穿刺による胸水採取、胸膜生検、胸腔鏡などです。

  - 無気肺の場合、気管支の病変が想定されるため、次は気管支側からのアプローチ、すなわち気管支鏡を行う必要があるわけです。

- ということで、一発でこの2つを見分けるために、**縦隔（気管）の偏位を確認しましょう。**

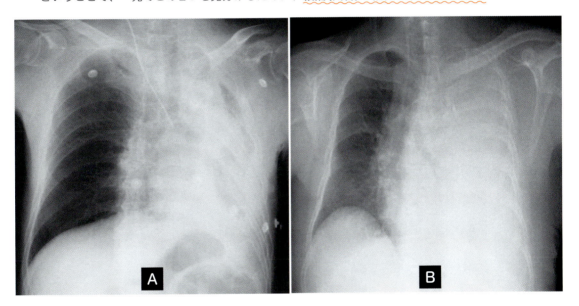

- もうおわかりですね。上の2枚、いずれも左に病変がありますが、A は気管が左に shift し、B は右に shift しています。A は無気肺、すなわち気管支病変、B は胸水（あるいは腫瘍）ということは、ここまで読んできていただければ明らかでしょう。

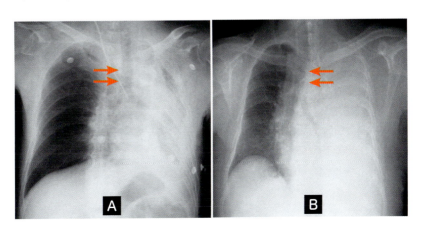

3 X線で黒くなる病態と白くなる病態

連続性に白くなる病態④コンソリデーション
コンソリデーションとは

- 胸部X線写真でべったりと白くなる病変として、①胸水、②腫瘤、③無気肺に続いて、④<u>浸潤影</u>≒<u>コンソリデーション</u>（consolidation）を取り上げます。
- コンソリデーションとは、「<u>肺胞内の空気が水に置換されて生じる、べたっと均質な、真っ白の陰影</u>」を表す用語です。エアブロンコグラムが見られることも多いです。

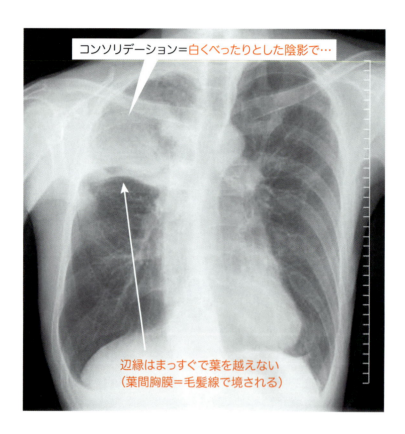

コンソリデーション＝白くべったりとした陰影で…

辺縁はまっすぐで葉を越えない
（葉間胸膜＝毛髪線で境される）

「浸潤影」と「コンソリデーション」

- 「浸潤影」っていう言い方でいいんじゃないの？ と思われた方、その通りなのです。ここで少し説明しておきます。
- 元々は「浸潤影」も「コンソリデーション」も病理学から来た用語で、どちらもべたっとした真っ白の陰影を指します。病理学的には「浸潤（infiltrate）」という言葉が、肺炎などの時に見られる「細胞浸潤」を指していたわけです。
- それが、胸部X線からCT時代になって用語の混乱が生じたため、放射線科領域では「浸潤（infiltrate）」という言葉は使われなくなりました。かの有名なFleischner Society

144

用語集でも、「infiltrate という用語は勧められない。opacity（透過性低下）の方が好ましい」と明記されています。
- 私を含めて（呼吸器）内科医の間では、まだまだ慣れ親しんだ「浸潤影」が使われていることも少なくないと思うのですが…。放射線科の先生方は、もはや浸潤影とはおっしゃいませんね。
- というわけで、ここから先の説明は「コンソリデーション」で進めていきたいと思います。

陰影の辺縁がまっすぐで、大きさが変わらない

- 第 2 章（89 ページ）でも述べたように、病変が大きくなっているのか、小さくなっているのか、大きさが変わらないのか。これが病変の性質を推測する手がかりになります。

  - 腫瘤は辺縁が外向きに凸
  - 無気肺は辺縁が内向きに凸
  - **それに対して、コンソリデーションは辺縁がまっすぐで大きさに変動がない**

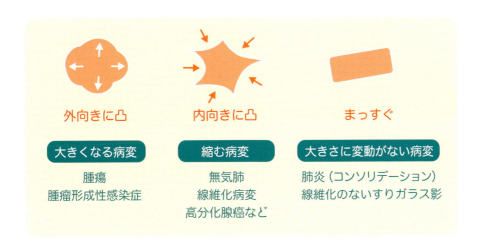

外向きに凸 / 内向きに凸 / まっすぐ

大きくなる病変：腫瘍、腫瘤形成性感染症
縮む病変：無気肺、線維化病変、高分化腺癌など
大きさに変動がない病変：肺炎（コンソリデーション）、線維化のないすりガラス影

3 X線で黒くなる病態と白くなる病態

連続性に白くなる病態④コンソリデーション
肺胞が水浸しになると、コンソリデーションを呈する

- コンソリデーションを作る疾患は、多くの場合、肺炎です。原因となる微生物が肺胞領域で増殖し、それに対して防衛軍である好中球、リンパ球、マクロファージなどが局所に遊走してきて、戦いが始まる。その戦いの場を「炎症」と呼びます。
- 戦いの場では肺胞腔内に「浸出液」があふれ出ます。そして戦いが進むにつれ、浸出液内に山ほど微生物、防衛軍の死がいが累積する。これが「膿」です。膿の見た目が白く濁っていたことから、「白血球」の名がついたことはご存じでしょう。
- **病変は肺胞から肺胞へ、気道、Kohn孔を通して波及し、連続する病変が生じます。** 肺胞1個1個を拡大して見てみると…

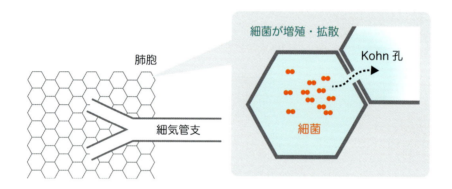

- こうやって連続性に肺胞が水浸しになることで、コンソリデーションが生じます。**コンソリデーションは元々空気のあった肺胞腔が水浸しになってできた陰影**、と考えて頂くと理解しやすいと思います。スポンジに水が染みこんだだけ、という感じでしょうか。

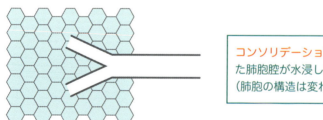

コンソリデーション＝元々空気のあった肺胞腔が水浸しになってできた陰影（肺胞の構造は変わらない）

- コンソリデーションは肺胞の構造そのものを改変するわけではなく、肺胞は伸びも縮みもしないため、辺縁は「まっすぐ」に見えるのです。

  厳密に言うと、肺炎でも病変が膨張というか拡張する場合もあるのですが、ここでは理解しやすいように、あえて「まっすぐ」としておきます。

連続性に白くなる病態④コンソリデーション
X線で見える肺の構造

コンソリデーションと来れば、エアブロンコグラムを取り上げないわけにはいきません。が、その話をしようとすると、まずは前提条件となる基本事項をお話ししなくてはなりません。

- 胸部X線やCTの分解能は、人間の肉眼の分解能とほぼ同じ0.5mmです。したがって、胸部X線写真やCTを撮影した場合、0.5mm以上の大きさのものが「目に見える」はずです。

- ところが、肺を構成する成分のうち、0.5mm以上という条件を満たすものは、血管と気管支だけなのです。

  - 肺胞：径0.2mm
  - 気管支：径0.5mm～1cm
  - 血管（肺動脈）：径0.5mm～1cm
  - 血管（肺静脈）：径0.1mm～1cm
  - リンパ管：0.5mmより細い
  - （広義の）間質：血管や気管支などよりもずっと薄い

- 血管も気管支も、肺門あたりの主幹部では径1cm前後の太さがあり、その後どんどん枝分かれをしていくうちに細くなっていきます。末梢に至ると径0.5mm程度と大変細くなります。肺の端まで至っている肺静脈はさらに細く、径0.1mm程度になります。

- 血管の中には血液が通っています。そのためX線写真では、血管壁（水濃度に近い）と血液（水濃度）が一体化して1本の棒に見えます。一方、気管支は、中を通っている空気を挟んで気管支壁が2本、平行に走っているのが見えるはずです。

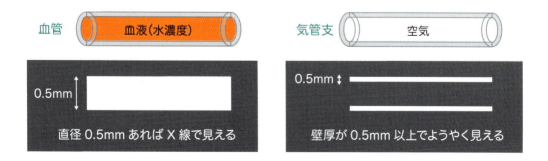

- つまり、血管は直径0.5mmの細い血管でもX線写真で見ることができますが、気管支は壁厚が0.5mm以上の太い気管支でなければ見えるようにはならないのです。

3 X線で黒くなる病態と白くなる病態

連続性に白くなる病態④コンソリデーション
エアブロンコグラムの存在が意味すること

- 前項で書いたように、正常肺のX線写真やCTでは、気管支は壁の厚みが0.5mm以上ある中枢のホンの一部のものしか見えません。
- ということは、右の写真で見えている、白い棒状の枝分かれしている構造物はほとんどが血管である、ということになりますね。

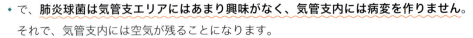

末梢の気管支が可視化される

- ここで、**肺炎球菌肺炎**によるコンソリデーションの成り立ちを紹介しましょう。戦いの場では肺胞腔内に「浸出液」があふれ出て、戦いが進むにつれ、浸出液内に山ほど微生物、防衛軍の死がいが累積する。これが「膿」です。
- 病変は肺胞から肺胞へ、気道、Kohn孔を通して波及し、連続する病変が生じます。こうやって連続性に肺胞が水浸しになることで、コンソリデーションが生じます。

- で、**肺炎球菌は気管支エリアにはあまり興味がなく、気管支内には病変を作りません。**それで、気管支内には空気が残ることになります。
- すると、周りの肺胞領域（水浸し）との間に逆のコントラストがついて、径が0.5mm以上ある（割と末梢までの）気管支が可視化してくるわけです。

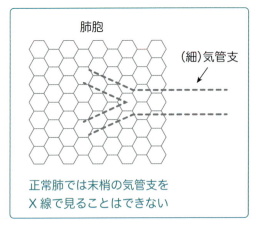

正常肺では末梢の気管支を
X線で見ることはできない

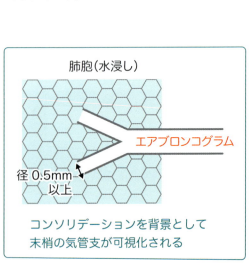

コンソリデーションを背景として
末梢の気管支が可視化される

| X線で黒くなる病態 | 連続性に白くなる病態 | 白と黒が混在する病態 |

- その結果、**あたかも空気によって気管支が造影されたかのように見える**、<u>エアブロンコグラム（air bronchogram）</u>という所見が得られます。X線写真でもCTでも、白くべったりした陰影の中に黒くて細い帯（太い線）として見られます。

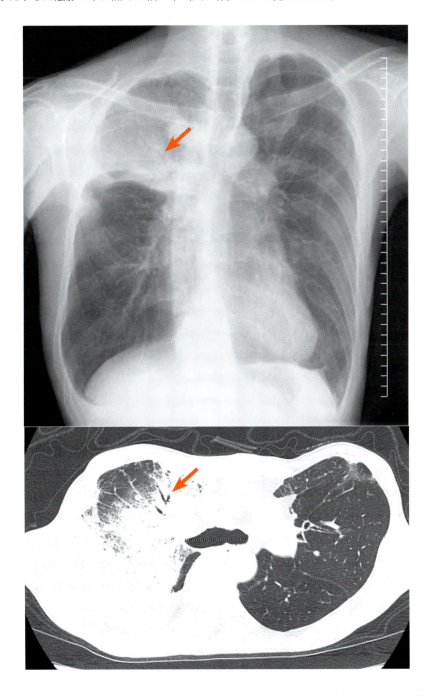

- このエアブロンコグラムがあると何を意味するか。まず、陰影が肺内にあることがわかります。それも、肺胞内に水が浸出していて、気管支内には空気が残っている、そんなことがわかるのです。

3 X線で黒くなる病態と白くなる病態

連続性に白くなる病態⑤すりガラス影

コンソリデーションとすりガラス影の違い

- 肺胞が水（濃度のもの）で埋め尽くされるとコンソリデーションを呈するのですが、同じように肺胞がやられる疾患であっても、そこまで濃い陰影にならない場合もあります。
- たとえば肺炎の場合。病勢が強い部分では肺胞が浸出液で充満していても、その周囲では、肺胞内の浸出液も満タンではない。そうなると、そのエリアの密度は水濃度（≒1）より低くなり、陰影は白っぽいものの、真っ白ではない、薄い白色に見えます。

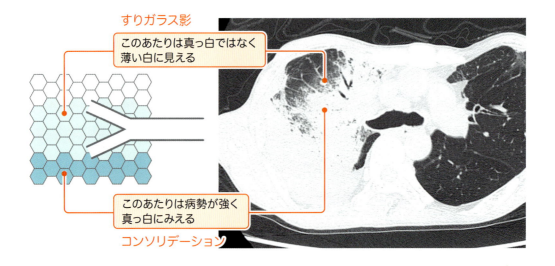

- 前ページの症例でも、コンソリデーション（エアブロンコグラムを伴う）の周囲にぼんやりしたエリアが少し見られますね。こういう、**コンソリデーションほど真っ白ではないのだけれども、ぼんやりと白い**、そういうエリアを**すりガラス影**と呼びます。
- 肺炎などの場合はすりガラス影はごく一部にしか見えませんが、**肺胞出血**や**肺胞蛋白症**などのように、肺胞腔内を液体が満たすものの目一杯まで充満しない、そういった疾患では広範囲にびまん性にすりガラス影が見られます。

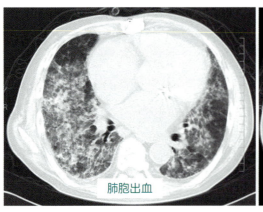
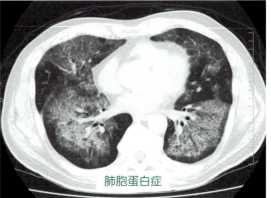

連続性に白くなる病態⑤すりガラス影
すりガラス影の性質（向こう側がぼんやり見える）

- 「すりガラス」とは、ガラスの表面を研磨することで細かい傷をつけ、不透明にしたものです。光をある程度通すものの、不透明であるため向こう側がハッキリとは見えない、という性質を持っています。

  話が脱線しますが、すりガラスは浴室、トイレ、面談室などで使われます。なぜ、これらの部屋にはすりガラスが使われているのでしょうか。まず思い当たるのは、プライバシーを守るため。でもそれだけではない。もう1つ、おそらくもっと大切な理由は何でしょうか。

  そうです。「使用中かどうかが外からわかる」ということです。外から見て使用中であることがわかるように、すりガラスが使われているのです。

- 本題に戻ると、すりガラスの本質は、「不透明だけれども、向こう側にあるものの存在は認識できる」ということではないかと思うのです。
- 同様に、すりガラス影の性質としては、「白い陰影だけれども、向こう側にある血管の存在（肺紋理）は認識できる」ということになるでしょう。

  上記のエピソードとともに覚えていただくと、忘れにくいと思います。

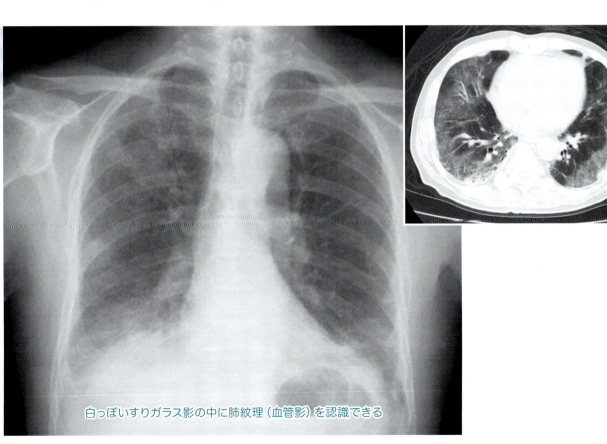

白っぽいすりガラス影の中に肺紋理（血管影）を認識できる

連続性に白くなる病態⑤ すりガラス影
すりガラス影と言えば間質性肺炎

- 肺炎病変のごく一部（病勢が弱い部分）や肺胞出血、肺胞蛋白症で、肺胞腔が液体で満タンになっていない場合に、すりガラス影が見られることを勉強してきました。
- もう1つ、すりガラス影を来す疾患として重要なのが（というかこちらがメインですが）、間質性肺炎という病態です。

ここで「間質」という言葉についてちょっと触れておきますと…

- **実質**が実際にガス交換をしている、肺胞上皮に囲まれた空間、すなわち肺胞腔のことを指すのに対して、肺胞上皮と隣の上皮の間に存在する結合組織、肺胞中隔にあたる場所を「**間質**」と呼んでいます。
- 下図の水色の部分（実際にはほとんど空気）が実質、オレンジ色の部分が間質です。

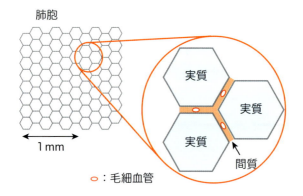

ここで説明した「間質」とは全く別の概念として、「広義間質」というのがあるのですが、それを言い出すとややこしいので、ここではいったん忘れてください。詳しい定義は、第4章で説明します。

- この間質で炎症が起こるのが**間質性肺炎**です。通常、病変は連続性に生じるので、陰影も連続性に出現します。実質は侵されず空気は残ったままですから、そのエリアの密度はコンソリデーション（≒水濃度）よりも低くなります。

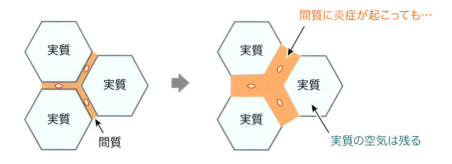

- すなわち、肺濃度よりは少し白いけれども、コンソリデーションほど真っ白ではない。ちょうど、**元々あるもの（＝肺内の血管）の存在は認識できる程度の白さ**＝**すりガラス影**を呈するわけです。

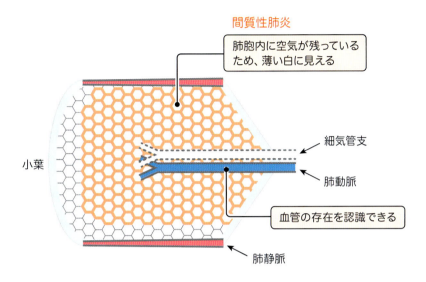

- 胸部X線、CTでは、このように**肺紋理**（血管影）を認識できる濃度上昇域として見ることができます。

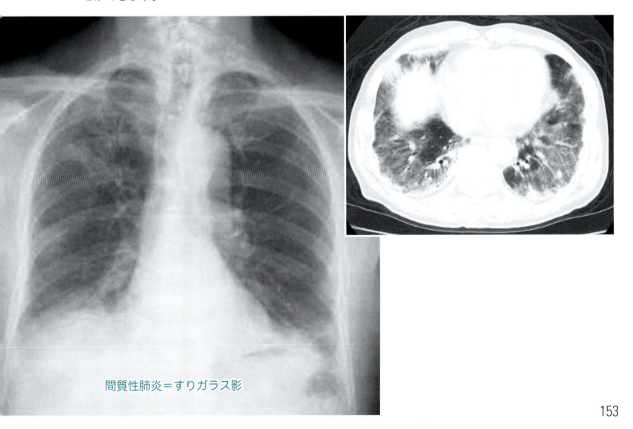

間質性肺炎＝すりガラス影

連続性に白くなる病態⑤ すりガラス影
間質性肺炎か、それ以外のすりガラス影か

ここでは、すりガラス影の鑑別を考えてみましょう。

- すりガラス影は、そのエリアの肺胞のすべてではなく、何割かが水っぽくなっている状況を意味します。何と言っても**間質性肺炎**が鑑別の一番手になりますが、

  - **線維化のない間質性肺炎**
  - **線維化のある間質性肺炎**

  の鑑別が重要です。またそれ以外にも、

  - **肺胞内（実質）の病変だけれども、100%水で満たされていない状況**

  でも見られるのです。

- これらを鑑別するために、1つは牽引性気管支拡張に注目します。また、それ以外の所見（コンソリデーション、蜂巣肺、広義間質の肥厚）にも目を向けます。
- それ以上突っ込んだ鑑別となると、症状や他の検査の情報が必要になってきます。

間質性肺炎だとすると、線維化があるかどうか

- 線維化の指標として、後で述べる**牽引性気管支拡張**（159ページ）、**蜂巣肺**（160ページ）などがあります。これらの所見があると、線維化がある、ということになるので、線維化を来す間質性肺炎が存在する可能性が高くなります。
- 逆に、こういう所見がないすりガラス影は、線維化のない間質性肺炎の可能性もありますが、次ページで述べる「間質性肺炎ではない」すりガラス影の可能性も出てきます。

- 細かい組織学的診断はともかく、一般的に線維化のある間質性肺炎をないものと比べると、あるものの方が予後は悪い、ということは言えると思います。
- ですから、すりガラス影＋牽引性気管支拡張や蜂巣肺の存在は、線維化を伴う性質を持つ、予後の悪めな間質性肺炎を考えます。
- 聴診で **fine crackles** があれば、間質性肺炎の存在を支持する所見になります。

肺胞実質の病変で、肺胞の100%が水で満たされていない病態

- たとえば、

  - うっ血性心不全
  - 肺胞出血
  - 肺胞蛋白症
  - 細菌性肺炎（の、ちょっと病勢が弱いところ）

  などは、肺胞実質内に水濃度の液体が出てくる病態ですが、細菌性肺炎のようにすべての肺胞が100%水浸しになるわけではありません。ですから、そのエリア内の水の割合によって、すりガラスのように見えてくることが多いわけです。

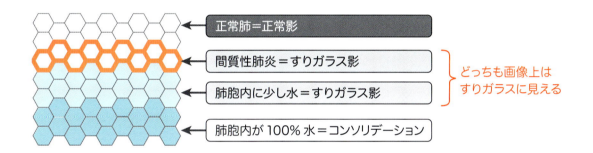

- この場合、原理的には**牽引性気管支拡張や蜂巣肺を伴わない**、ということは理解していただけると思います。それゆえvolume lossもない。容量変化を伴うような所見がないのですね。

- で、しばしば肺胞内の液体をwashoutするために、リンパ管が頑張る。そのため、**リンパ系が顕在化して見える**のです。

  とは言ったものの、末梢のリンパ系については、まだ一言も触れていませんね！ 次の第4章でくわしく説明することにしましょう。

- とりあえずここでは、リンパ系の顕在化≒広義間質の肥厚、と覚えてください。広義間質の肥厚や、カーリーB線の出現を伴うようなすりガラス影は、こういった「水が肺胞内に出てくる」疾患を想起すべし、と覚えておきます。

  「広義間質」と「カーリーB線」についても、第4章で説明します。いやあ〜、すりガラス影って、本っ当に奥が深いですね。

連続性に白くなる病態⑤ すりガラス影
胸部X線写真におけるすりガラス影とは

- ここまで、コンソリデーション（浸潤影）とすりガラス影のメカニズムについて語ってきました。実はこれらは主にCT画像における話であって、胸部X線写真ではこの辺の鑑別は難しいものです。

- 胸部X線写真でも、「すりガラス影」「コンソリデーション」のように見える陰影はあるのですが、CTで見たときの「すりガラス影」「コンソリデーション」と必ずしもイコールにはなりません。というか、別物であることが結構あるのですね。どういうことか、ここで説明しておきます。

- 肺の断面図を見てみましょう。胸部X線写真では、後ろから前に向かってX線が通過し、その間にある程度吸収されます。図の矢印のようにX線が吸収されると思ってください。

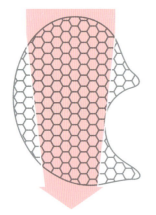

正常肺における
X線吸収率

- コンソリデーションは、本来空気が入っている肺胞内に水濃度の物質が溜まった状態のときに見られます。その部分をX線が通過すると、空気があるときよりもたくさんのX線が吸収されて、その場所は白く見えるようになります。

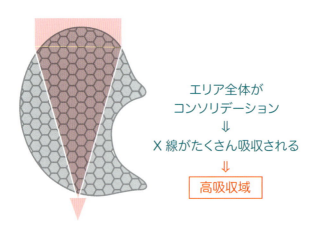

エリア全体が
コンソリデーション
⇩
X線がたくさん吸収される
⇩
高吸収域

- ここで、あるエリアの肺胞のうち4割に、水濃度の物質が溜まっていたとしましょう。すると、水濃度の箇所でX線はぐっと吸収され、空気の箇所ではあまり吸収されない。結果、そのエリアの陰影は「4割方白い」ということになるはずです。

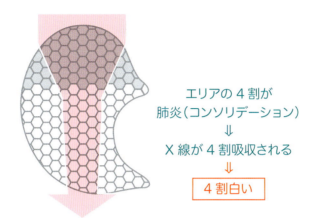

- 一方、間質性肺炎ではびまん性に（あまねく）肺胞壁の浮腫・肥厚があり、空気の割合が相対的に減っています。そのエリアの4割が肺胞壁（水濃度）で6割が空気だったら、X線が4割分吸収され、結果「4割方白い」陰影となるはずです。

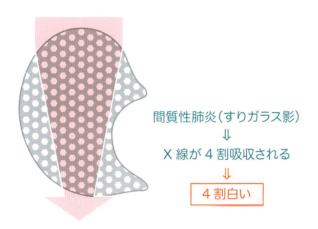

- ということで、肺胞の状態がどうであれ、胸部X線写真では同じように「すりガラス影」的な濃度としてみられることがおわかりいただけたと思います。
- したがって、胸部X線写真で「コンソリデーション」「すりガラス影」と、白いところの「白さ」を突き詰めても、情報としてはあまり意味がないのです。そんなわけで、昨今ではそのような言い方はせず、白っぽい部分を「高吸収域」とか「濃度上昇域」とか総称することが多くなっています。
- 胸部X線写真では、**白い部分そのものの性質よりも、それ以外の所見の方がモノをいう**のです。たとえば、そのエリアが縮んでいるとか、エアブロンコグラムを伴うとか、網状影が併存しているとか。それによってある程度、病変の性質を推測するのです。

3 X線で黒くなる病態と白くなる病態

白と黒が混在する病態
肺の線維化とは

- 前節で、間質性肺炎はすりガラス影を呈する、と言いました。実はこの「間質性肺炎」という状況は、間質（肺胞中隔）の浮腫を見ていることが多いのですが、浮腫というぐらいですから、原因にもよりますが、可逆性があるわけです。原因によっては、抗菌薬や抗ウイルス薬、ステロイドといった治療で元に戻る可能性があるわけですね。

- ところが、間質性肺炎ではしばしば、**線維化**が起こってきます。炎症部分に**線維芽細胞**（fibroblast）がやってきて、**膠原線維**を産生するのです。膠原線維はできたてホヤホヤの段階では水を含んでいますが、やがて乾燥して（？）カチカチになります。**そのときにぎゅっと縮んでくるのです。**

- 肺胞領域は元々含気の多いところですから、肺胞のある部分が縮んで線維化を起こすと、そこに引っ張られて空間があいてくるところもできてきます。すなわち、末梢の細気管支の壁が周りの肺胞に引っ張られて拡張してきたり、肺胞領域に嚢胞みたいなものが形成されてきたりするのです。

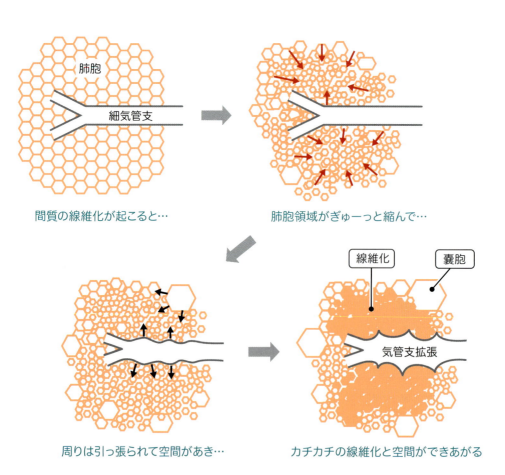

間質の線維化が起こると…

肺胞領域がぎゅーっと縮んで…

周りは引っ張られて空間があき…

カチカチの線維化と空間ができあがる

白と黒が混在する病態
牽引性気管支拡張

- 間質性肺炎で線維化が起こると、肺胞領域は縮むと同時に膠原線維が増殖してカチカチになり、元々あった空間は引っ張られて嚢胞みたいなものを形成します。
- また、**末梢の細気管支壁が周りの肺胞に引っ張られて拡張**してきます。これは気管支そのものに病変が生じて拡張する気管支拡張症とは全く異なるメカニズムで、肺胞の病変に牽引されて生じるものですので、特に「**牽引性気管支拡張**」といいます。
- 正常 CT では、気管支は中枢の太いものしか見えないハズですが、牽引性気管支拡張が存在すると、末梢の気管支径が大きくなってハッキリと見えるようになってきます。

- 下の症例をご覧ください。拡張した気管支が結構末梢まで、すりガラス影の中に見えますね。

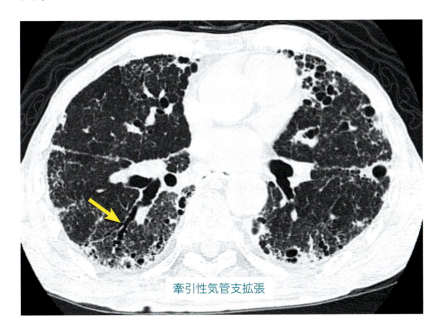

牽引性気管支拡張

- 逆に言うと、すりガラス影でも、牽引性気管支拡張が見られたら、そのすりガラスは間質性肺炎のみならず線維化が含まれていることを意味します。つまり、**牽引性気管支拡張の存在は、すりガラス影における線維化の存在を意味する**、ということです。

- 単純化すると、
    - すりガラス影のみ ➡ **線維化のない間質性肺炎**
    - 牽引性気管支拡張のあるすりガラス影 ➡ **線維化のある間質性肺炎**

と考えることができます。

3　X線で黒くなる病態と白くなる病態

白と黒が混在する病態
蜂巣肺

- 線維化が起こると、肺胞領域は縮むと同時に膠原線維が増殖してカチカチになり、元々あった一部の空間は周りに引っ張られて大きな孔＝嚢胞みたいなものを形成します。
- この嚢胞はやがて肉眼で見える程度の大きさになり、まるで蜂の巣を連想させるような孔だらけの構造になってきます。これを **蜂巣肺**（ほうそう）または **蜂窩肺（honeycomb lung）** といいます。

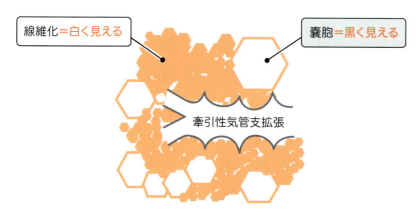

蜂巣肺＝カチカチの線維化と空間

- 「蜂巣肺」という言葉は、肉眼で見えるようになった嚢胞（気腔）に焦点が当てられているようですが、本質的には嚢胞周囲にあるカチカチの線維化が病気の本態です。そう、穴ぼこだらけなんですけど、硬いんです。スイスチーズを思い浮かべましょう。
- この線維化のために、**本来ぐにゃぐにゃで簡単に伸び縮みをする肺組織が、硬く、動きにくくなってくる**のです。

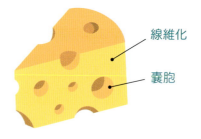

機会があれば是非、正常肺を触らせて頂きましょう。おそらく皆さんが思っている以上にぐにゃぐにゃで、軽いものです。それが、線維化のためにゴムのカタマリのように硬くなってくるのです。

- 蜂巣肺をCTで見ると、嚢胞部分は空気ですので黒く、線維化部分は白く映ります。それらが混在しているために、**黒い丸が積み重なったような陰影**が見えるのです。

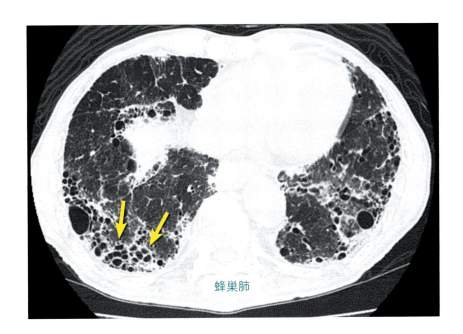

蜂巣肺

- 蜂巣肺の画像的な定義は、そこそこの壁厚の嚢胞が積み重なったもの、となっていますので、この画像の感じをよく味わっておいてください。
- ただ、何度も言いますが、この嚢胞の薄い壁が硬いんです…。

3 X線で黒くなる病態と白くなる病態

白と黒が混在する病態
UIP パターン

- 一口に「間質性肺炎」といっても、その中にはいろいろと分類があります。詳しくは拙著『レジデントのためのやさしイイ呼吸器教室』をご覧頂くと良いのですが（笑）、かいつまんでいいますと、

　①原因のあるもの、原因のない（わからない）もの＝特発性、をまず分類し、
　②原因のあるものは原因別に分類し、
　③特発性の間質性肺炎は、肺生検による病理像で分類する。

ことになっています。しかしながら、肺生検というのは気管支鏡ではなく胸腔鏡、まあ手術ですね。このためリスクもあり、回避できるのであればそれに越したことはありません。

- そこで、これまでの症例蓄積によって、間質性肺炎の中で最も多く、治療反応性が思わしくなく、予後もよろしくない**特発性肺線維症**（idiopathic pulmonary fibrosis：**IPF**）については、HRCT（高分解能CT）である程度診断が可能であろう、とされています。
- 治療反応性が思わしくないということは、肺生検も好ましくないわけで、そういう意味でもIPFがHRCTのみで診断可能、とされたことには意義があると思います。

- で、その際のCT所見の呼び名ですが、病理学的な**通常型間質性肺炎**（usual interstitial pneumonia：**UIP**）パターン、に準じてHRCTでも **UIP パターン**、と呼んでいます。つまり、**HRCT で UIP パターンをとるものを IPF と診断する**、ということです。

- IPFと診断することは、治療が困難であることを認めることになりますから、患者さんにとって大変重い診断をすることになります。
- その一方で、IPFは特定疾患であり、医療費の軽減措置などを受けることができます（治療が困難であることの裏返しでもあります）。したがって、医療費などの経済的な側面を考えると、これもやはり重い診断となります。
- 重いゆえに、診断を確定するにあたっては、放射線科医や呼吸器内科医の中でも専門家の眼が必要でしょう。

- それで、IPF の診断基準の中には、胸部 X 線写真と HRCT の所見について記載があります。（難病情報センター HP より引用）

> 胸部 X 線画像所見としては、1 を含む 2 項目以上を満たす場合に陽性とする。
>
> 1　両側びまん性陰影
> 2　中下肺野、外側優位
> 3　肺野の縮小
>
> 病理診断を伴わない IPF の場合は、下記の胸部 HRCT 画像所見のうち①および②を必須要件とする。特発性肺線維症以外の特発性間質性肺炎に関しては、その病型により様々な画像所見を呈する。
>
> ①　胸膜直下の陰影分布
> ②　蜂巣肺
> ③　牽引性気管支・細気管支拡張
> ④　すりガラス陰影
> ⑤　浸潤影（コンソリデーション）

- また、米国胸部学会（ATS）のガイドライン（*AJRCCM 183 ; 788-824, 2011*）には、UIP pattern として 4 つの項目が記されています。

> - 胸膜下、肺底優位
> - 網状病変
> - 蜂巣肺（牽引性気管支拡張を伴う／伴わない）
> - UIP でなさそうな所見を 1 つも持たない（下記）
>
> **UIP でなさそうな所見（7 項目）**
> - 上肺野または中肺野優位
> - 気道周囲優位
> - 広範な（網状病変より広い）すりガラス影
> - 多数の微小結節病変（両側性、上肺野優位）
> - 不連続の囊胞（多発、両側性、蜂巣肺の領域からは離れて存在）
> - びまん性モザイクパターン／エア・トラッピング（両側性、3 つ以上の葉に見られる）
> - 区域性／肺葉性の浸潤影

3　X線で黒くなる病態と白くなる病態

・要するに HRCT における UIP パターンの基準で大事なことは、まず場所なのですね。

- **両側で**
- **中〜下肺野の外側、つまり胸膜直下、肺底部**

にあることが大事なのです。これは肺容積の減少とともに、胸部 X 線写真でよく評価できます。

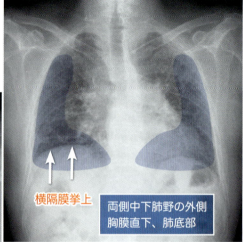

UIP パターン

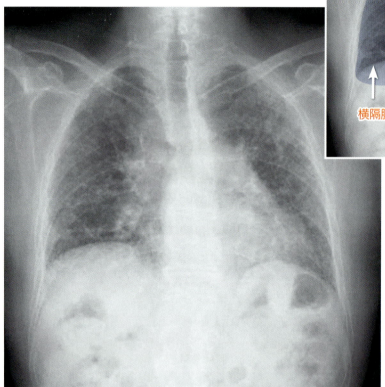

・それ以上細かい所見は CT で評価しますが、さらに UIP パターンに特徴的といわれる所見が、前項で述べた「**蜂巣肺**」です。

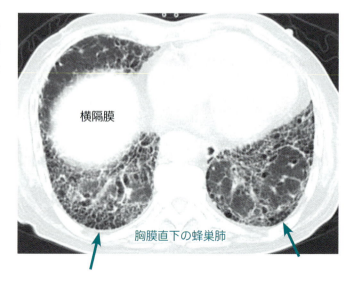

- 蜂巣肺以外に、以下のような所見も UIP パターンによく見られますが、疾患特異的とは言えません。

  - 小葉内の網状影
  - 牽引性気管支拡張
  - 肺構造が改変されている

- また、これまでよく使われていた表現に「**時間的空間的不均一性**」というものがあります。これがまた哲学的というか禅問答というか、初学者にとってはいまいち意味がわからない言葉ですが、たとえば CT である範囲の場所を見たときに、蜂巣肺もあればすりガラス影もあり、網状影もある、というようにいろんな所見がごちゃごちゃ同居している、と考えていただくと理解しやすいかなーと思います。

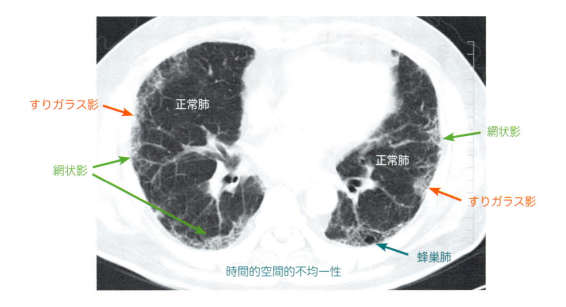

- ATS のガイドラインではそういう上級者（？）向けの表現は避け、初心者向けに、場所と網状病変、それに蜂巣肺があれば UIP、としています。
- ガイドラインのミソは除外項目（UIP でなさそうな所見）です。すなわち、次項で説明する NSIP パターンや、器質化肺炎、過敏性肺炎などに特徴的な所見があったら、それは UIP パターンではない、としているのです。このほうが明確で分かりやすいですね。
- ちなみに疾患別に特徴的な所見を挙げると、おおよそ次のようになります。

  - **NSIP パターン**：必ずしも胸膜直下優位ではない、気道周囲優位、広範なすりガラス影
  - **器質化肺炎**：広範なすりガラス影、非区域性／肺葉性のコンソリデーション
  - **過敏性肺炎**：上肺野または中肺野優位、気道周囲優位、広範なすりガラス影、多数の微小結節病変

3 X線で黒くなる病態と白くなる病態

白と黒が混在する病態
NSIPパターン

- 特発性間質性肺炎のうち、特発性肺線維症（IPF）よりも治療反応性が良く、予後も良好であるとされているのが、**非特異性間質性肺炎**（nonspecific interstitial pneumonia：**NSIP**）です。
- 本来は診断に病理学的検討が必要といわれていますが、少なくともステロイド反応性を占うだけであれば、HRCTである程度判断が可能であろうと個人的には思います。
- **NSIPパターン**といわれるHRCTの所見は、以下の通りです。細胞浸潤型と線維化型がありますが、細かいことはさておきましょう。

  - 両側下肺野優位
  - 多発性にすりガラス影・コンソリデーション
  - 必ずしも胸膜直下優位ではない
  - 気道周囲に分布することが多い
  - 線維化があれば牽引性気管支拡張像、網状影
  - 蜂巣肺はあまり見られない
  - 時間的空間的に均一

- 最後の「時間的空間的に均一」って、どういうこっちゃ？ たとえば、CTで1つのスライスを見たときに、同じような所見がずーっと見える、ということです。UIPパターンのような多様性がない、いろんな所見が同時には見えない。実例を見てみましょう。

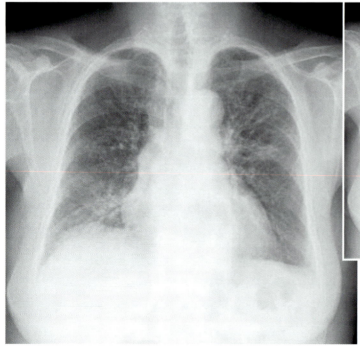
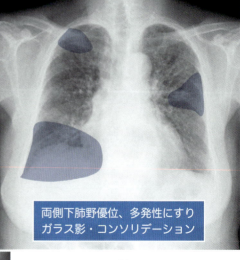

両側下肺野優位、多発性にすりガラス影・コンソリデーション

NSIPパターン

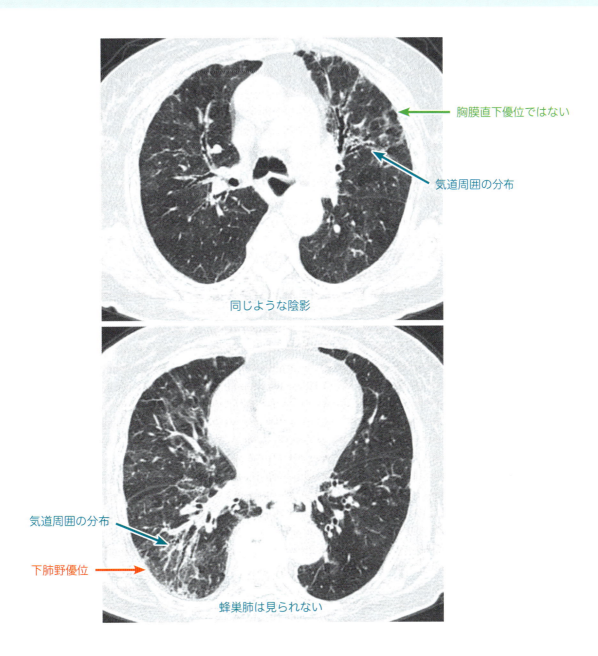

- 実際 NSIP パターンは膠原病合併症例、薬剤性肺障害、過敏性肺炎などで多く見られ、特発性かどうかの評価が大切だと言われています。また、しばしば UIP パターンか NSIP パターンか、判断に迷う症例に出くわします。それに HRCT の所見が病理像と必ずしも 100％合致するわけでもありません。
- などなど、未だにいろいろと議論の多いところではあるのですが、ある程度の目安ということでご理解ください。

3 X線で黒くなる病態と白くなる病態

白と黒が混在する病態
OPパターン

- 特発性間質性肺炎のうち、最も治療反応性が良く、予後良好とされているのが、**特発性器質化肺炎**（cryptogenic organizing pneumonia：**COP**）です。
- COPもNSIP同様、診断には病理学的検討が必要とされています。ただ、ステロイド反応性が良いので、HRCTでOPっぽかったらステロイド投与、みたいなことは広く行われているようです。
- その「OPっぽい」ポイント＝OPパターンとはどんな所見か。言葉だけで言いますとNSIPと似ています。

  - 両側、下肺野優位の斑状分布コンソリデーション
  - コンソリデーション周囲のすりガラス影
  - 気管支血管束周囲、胸膜直下、末梢優位の分布
  - 網状影や蜂巣肺はなし

- 特徴的な所見は、**斑状に分布するコンソリデーション**です。「斑状」とは、斑（ぶち）という言葉から想像されるように、ある程度まとまった病変部分が複数、飛び飛びに存在している様子をいいます。

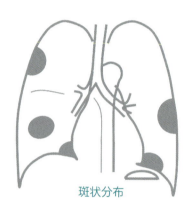

斑状分布

- 胸部X線写真では、こんなふうに見えます。**飛び飛びに複数存在する、べたっとした白い陰影**です。

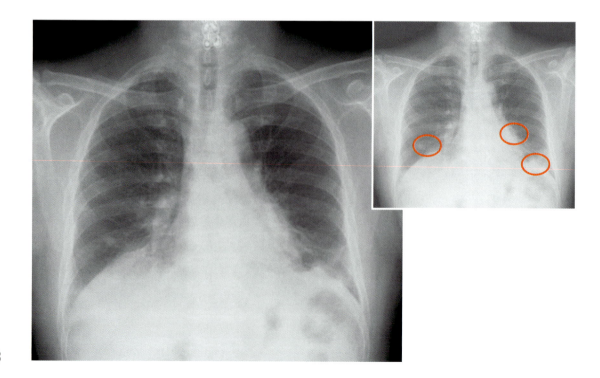

◆ CT では、もっとよくわかります。

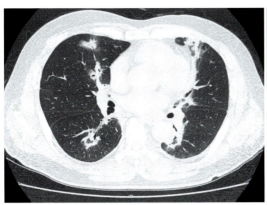 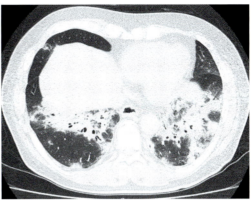

◆ OP パターンに特徴的なキーワードは、次の 2 つです。

- **コンソリデーションは自然軽快したり、移動したりする**
- **reversed halo sign**

◆ 器質化肺炎の病変部は、細胞浸潤や柔らかいポリープ様病変の形成が多く、自然軽快することがあります。また、ある部位が軽快して、他の部位に新たな病変が出現することもあり、あたかも病変が移動したような気がするので、「移動するコンソリデーション」みたいな表現をするのですが、実際に病変が動くわけではありません。

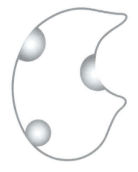

reversed halo sign

◆ reversed halo sign は halo sign (235 ページ)の逆、つまり、すりガラス影を濃厚なべったりした陰影が囲んでいるような所見です。上の CT 画像で説明すると、こうなります。

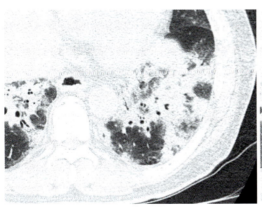 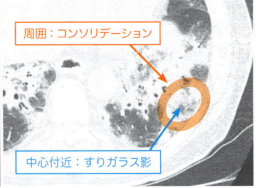

周囲：コンソリデーション

中心付近：すりガラス影

◆ 当初 reversed halo sign は COP に特異的といわれていましたが、昨今では他の疾患でも報告されています。そういう意味では reversed halo sign ＝ COP、というわけではありませんが、覚えやすいからか、よく使われている用語だと思います。

3 X線で黒くなる病態と白くなる病態

白と黒が混在する病態
CPFE とは

- 昔は気腫＋線維化、みたいに呼んでいましたが、最近では賢そうな、立派な名前がついています、**CPFE**（combined pulmonary fibrosis and emphysema）。なんのことはない、訳すと「**気腫＋線維化**」ってことですが。
- 要は、気腫だけじゃない、線維化もあるよ、ということ。典型的には気腫は上肺優位で、伸びる病変で、肺野濃度が黒っぽくなってきます。一方、線維化は下肺・胸膜直下優位で、縮む病変で、肺野にすりガラス影などの白っぽい陰影、あるいは網状影、蜂巣肺が出てきます。
- というわけで、CPFE の典型例はこんな感じになります。

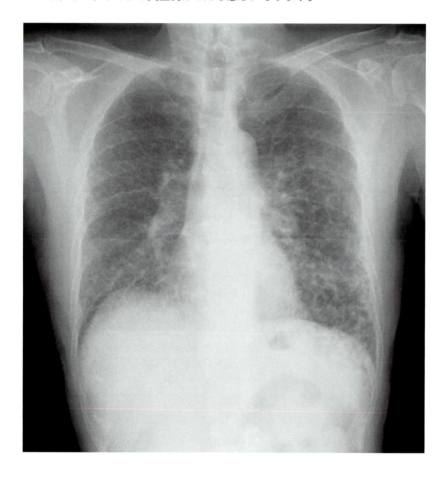

- <u>上肺が黒っぽくなって伸び、下肺が白っぽくなって縮みます</u>。たいがい気腫があるところ（肺胞がないところ）に線維化が起こってくる、という感じなので、肺線維症のようにガチガチの線維化にはならない印象です。線維化の元になる肺胞がないから、と理解していただくと、しっくり来るように思います。

| X線で黒くなる病態 | 連続性に白くなる病態 | 白と黒が混在する病態 |

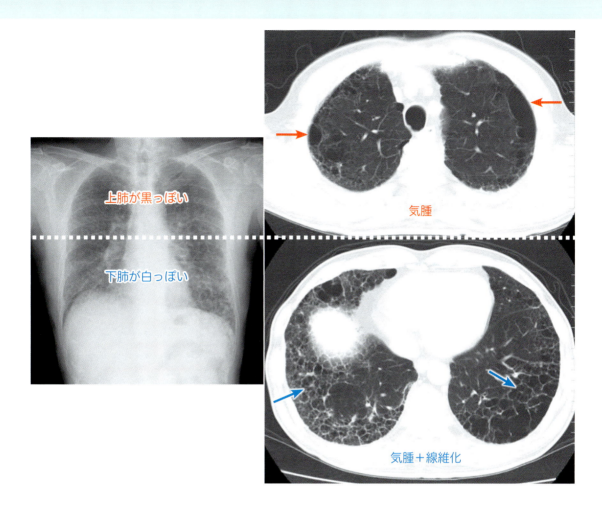

- 実際、IPF（UIP）患者さんには喫煙（経験）者がとても多いため、しばしば UIP パターンと気腫は同居していて、CPFE との異同が問題になります。

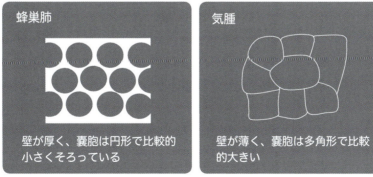

- 図の左のように壁の厚い、丸い囊胞の蜂巣肺がびっしりガッチリあったらUIPパターン。気腫が優位で胸膜直下にちょろっと蜂巣肺みたいな、といっても右のように壁の薄い、多角形感のある大きめの、融合したりもする囊胞が主体であれば CPFE、と言ってみましょうか。

第4章
胸部CTで見えるもの

4 胸部CTで見えるもの

正常CTの見方
CT画像での肋骨の数え方

- 胸部X線写真での肋骨の数え方は、第2章で解説しました。CTもパソコンのモニターでスクロールしながら見れば、比較的簡単に肋骨が数えられます。

上から数える方法

- まず鎖骨を探しましょう。こうなってるやつですね。

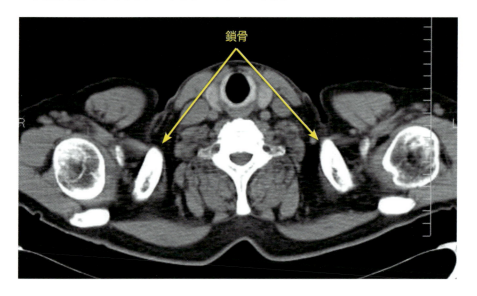

- 鎖骨が胸骨に接続する部分のすぐ下に、第1肋骨があります。

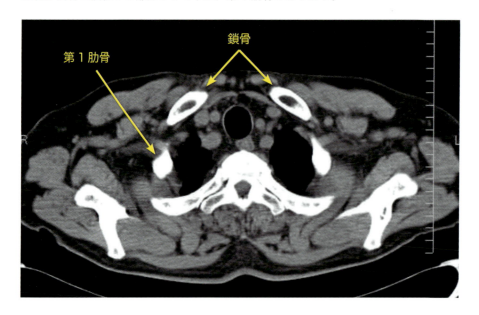

- あとは 1 → 2 → 3 と、後ろへ数えていくだけ。画面をスクロールして下のスライスに移動しながら、後ろへ後ろへ数えていきましょう。

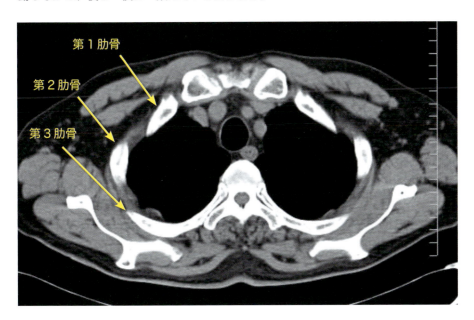

下から数える方法

- お腹の方から上がっていくと、最初に第 12 肋骨が見えてきます。その前に 11、10 と、前方にいくにしたがって番号が減っていきます。

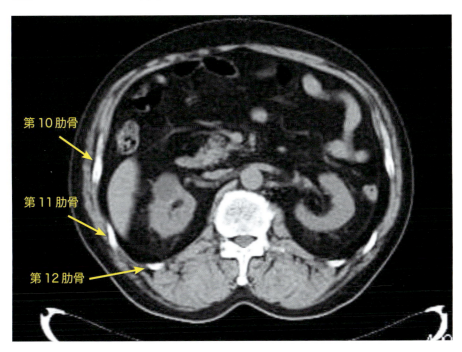

4 胸部CTで見えるもの

正常CTの見方
胸部X線写真とCTの位置関係

- 肋骨が分かると、胸部X線写真で見える陰影が、胸部CTでどの辺にあたるのか、だいたいの見当がつけられるようになります（ちょっとドヤ顔）。

- そもそもですが、胸部X線写真は通常立位で撮影され、胸部CTは仰臥位で撮影されます。立位では重力によって横隔膜が低位になる、つまり肺が下に伸びますので、特に下肺野では位置がズレがちです。それでも参考にはなりますが、どちらかというと上肺野で使える技だと思ってください。

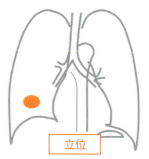
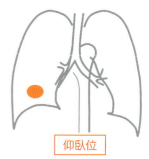

立位 / 仰臥位

- また、目印としては骨以外に気管分岐部がよく使われますが、1箇所しかありませんので、分岐部より上にあるか下にあるか、という大ざっぱな目安にしかなりません。目印には骨を使ってください。

- では、実際にやってみましょう。たとえばこの写真。右上肺野にクッキリとした結節があります。

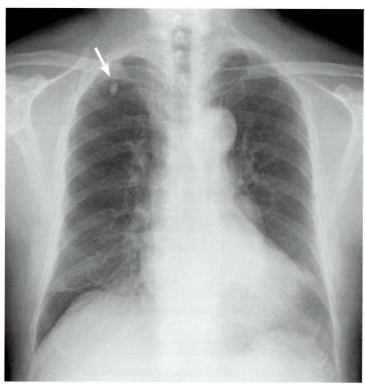
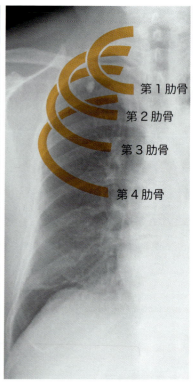

第1肋骨
第2肋骨
第3肋骨
第4肋骨

| 正常CTの見方 | 小葉の構造を詳しく見る | 小葉が侵されるとどうなるか |

- まず、胸部X線写真で第何肋骨のところに病変があるかを確認します。できれば前と後ろ、両方確認しましょう。結節は、前方では第1肋骨と第2肋骨の間、後ろでは第3肋骨と第4肋骨の間あたりに存在することがわかります。

- 次にCTで、肋骨を数えながらスクロールしていきます。上から降りていって、まずは鎖骨を見つけます。

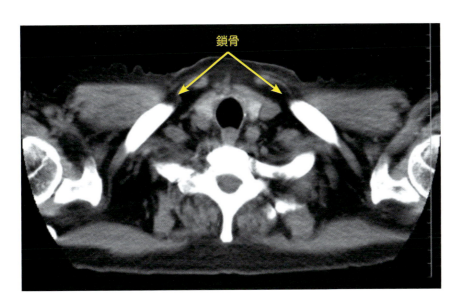

- 鎖骨のすぐ後ろ（下）が、第1肋骨になります。

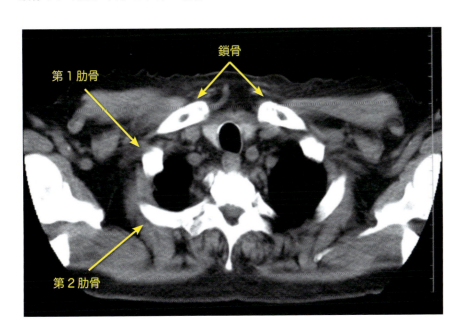

4 胸部CTで見えるもの

- 第1肋骨の後ろ（下）が第2肋骨。その後ろが第3肋骨、第4肋骨…。

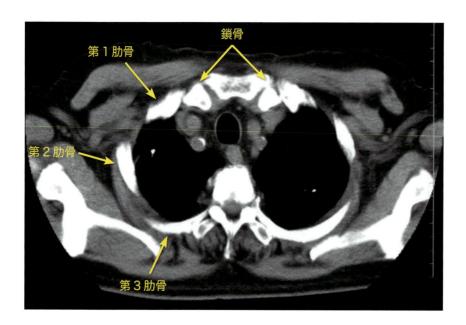

- 第1肋骨と第2肋骨の間に、結節が見えてきました。

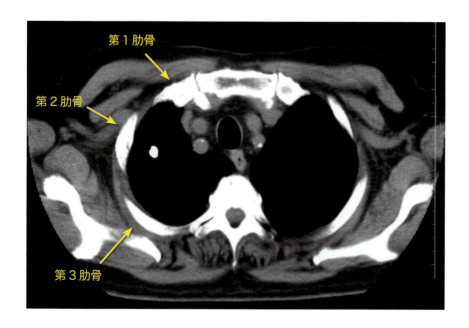

| 正常 CT の見方 | 小葉の構造を詳しく見る | 小葉が侵されるとどうなるか |

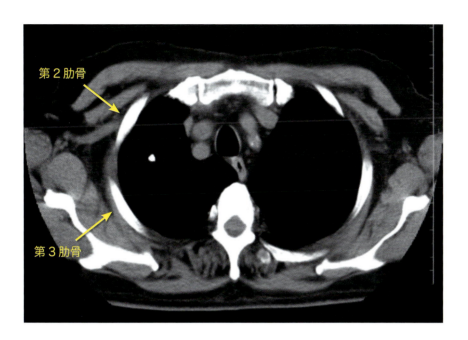

- 前側は第 1 肋骨と第 2 肋骨の間、そして後ろ側は第 3 肋骨と第 4 肋骨の間に位置することがわかります。

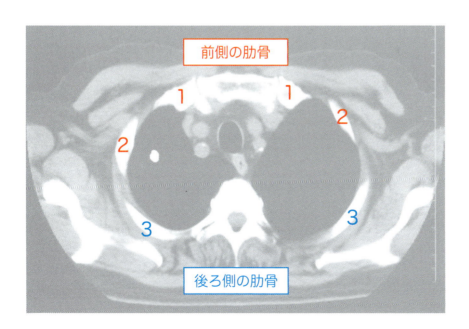

4 胸部CTで見えるもの

正常CTの見方
CTでどこまで見えるか

- 胸部X線写真やCTの分解能は、人間の肉眼の分解能とほぼ同じ0.5mmです。したがって、0.5mm以上の大きさのものが「見える」はずです。
- 第3章（147ページ）でもふれましたが、肺の構造物の中で0.5mm以上の大きさのものは血管と気管支です。
- 血管の中には血液が通っていて、気管支の中には空気が通っています。そのため、血管は1本の棒に見えますが、気管支は平行に走る2本の（細い）棒として見えるはずです。
- ここで「径が0.5mm」の意味を考えてください。血管径が0.5mmの場合、その血管は0.5mmの棒状構造物として、胸部X線写真やCT上で見えるはずですね。

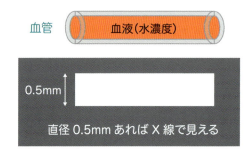

- 一方、径が0.5mmの気管支はどうでしょうか。この場合、気管支壁は0.5mmよりもかなり薄いはず。そのような構造物は胸部X線やCT上では見えません。**気管支が見えるようになるのは、壁の厚さが0.5mm以上なければならないのです。**

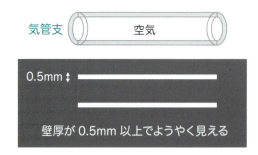

- 壁の厚さが0.5mm以上ということは、相当中枢に近い、太い気管支であります。そういうレベルの気管支しか胸部X線写真やCT上で見えない、ということになります。
- まとめると、正常の胸部X線写真やCTで見える肺の構造物は、血管（割と末梢まで）と気管支（中枢付近）である、ということになります。

正常CTの見方
異常影の成り立ちを理解するには

- 血管や気管支は肺門部で最も太く1cm以上ありますが、そこから20回近く分岐を繰り返して、細気管支と呼ばれる領域になってくると、径が0.5mm程度になります。

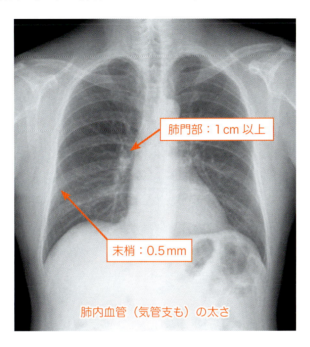

肺内血管（気管支も）の太さ

- 先に述べたとおり、正常の胸部X線写真やCT上で見える肺の構造物は、大きさ（太さ・厚さ）が0.5mm以上の血管（割と末梢まで）と気管支（中枢付近）であります。

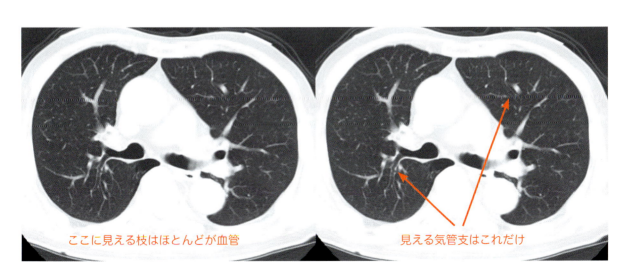

- つまり、上の正常CT像で見えている白い棒状の枝分かれしている構造物は、ほとんどが血管、ということです。**気管支は中枢のホンの一部しか見えておりません。**

4 胸部CTで見えるもの

普段は見えない構造物が、病気になることで可視化する

- 病気になり、肺内の構造物

  - 肺胞
  - 気管支
  - 血管（動静脈）
  - リンパ管
  - （広義の）間質

  がやられると、その構造物が

  - 空気濃度に近くなって黒っぽく写ったり
  - 水濃度に近くなって白っぽく写ったり

  します。

- 肺胞や末梢の気管支、リンパ管は正常では（小さすぎて、細すぎて）見えませんが、**病気になると水成分が増えたり結節ができたり、さまざまな機序で見える大きさになってきます**。つまり、**病気になることで可視化する**、そのパターンを捕まえる作業が「読影」なのです。
- 何が可視化したか、これを理解すれば陰影の成り立ちは理解できます。

小葉の構造を詳しく見る①
肺の末梢はどうなっているか

ここから先の話は厳密に説明するとかなりややこしくなるため、まずは「わかりやすさ、理解しやすさ」を最優先に、細かいところを大胆に端折って書いていきます。
ですので、小葉構造についてより深く勉強される方、HRCTの教科書を読まれる方は、そちらで理解してください（開き直り）。

- 正常の胸部X線写真やCT上で見える肺の構造物は、大きさ（太さ・厚さ）が0.5mm以上ある、割と末梢までの血管と中枢付近の気管支であります。

- **気管支**は肺門で肺内に入る、そのときから**肺動脈**と伴走します。そして分岐するときも同じタイミングで分岐し、基本、最後まで伴走しています。
- 「最後」ってどの辺かというと、大体肺の一番外側から5mmほど入ったところです。

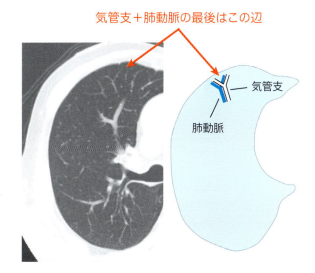

- その**「最後」の気管支と肺動脈が支配しているひとかたまりの肺胞**を「**小葉**」といいます。正式には「二次小葉」と言いますが、ここでは単に「小葉」としておきます。
- ちなみに小葉に対する「大葉」は、例の上葉・中葉・下葉です。

- 小葉とはある程度の数の肺胞が集まった、肺の構成単位です。大体一辺が1cm程度の多面体（CTで見ると多角形）で、中心部に細気管支と伴走する肺動脈があります。周囲は**小葉間隔壁**と呼ばれる薄い壁で境されています。

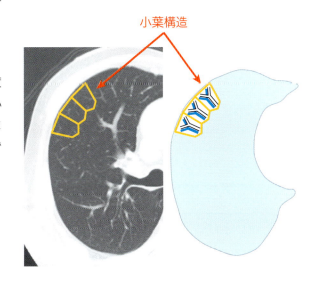

4 胸部CTで見えるもの

小葉の構造を詳しく見る②
小葉を拡大して見てみると…

- 小葉（黄色で囲まれた多角形の領域）を拡大してみましょう。細気管支の端っこと、その細気管支が支配するひとかたまりの肺胞が含まれています。

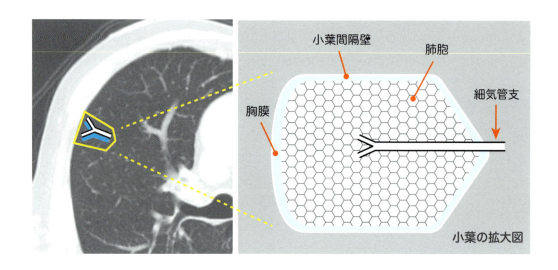

- 小葉の一辺は1cm程度で、細気管支の端っこは、径が0.5mm、そして肺胞は大きさ0.2mm。略図なので縮尺が少しおかしいですが *(少し肺胞がデカ過ぎる…汗)*、理解しやすいようにこういう表示にしておきます。

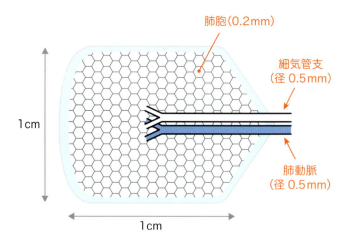

- **気管支には肺動脈が伴走しています**。肺動脈には静脈血が流れていますから、青く塗ってあります。直径は気管支と同じ。ゆえに肺動脈の端っこも径0.5mmです。

小葉の構造を詳しく見る③
空気の通り道

- 小葉には**細気管支**の端っこ（径 0.5 mm）と、伴走する**肺動脈**（径 0.5 mm）、その細気管支が支配するひとかたまりの**肺胞**（大きさ 0.2 mm）が含まれています。
- 吸気のときは、細気管支を通じて空気が入ってきて、肺胞に散らばります。そして、ガス交換の後に、同じルートを帰って行きます。

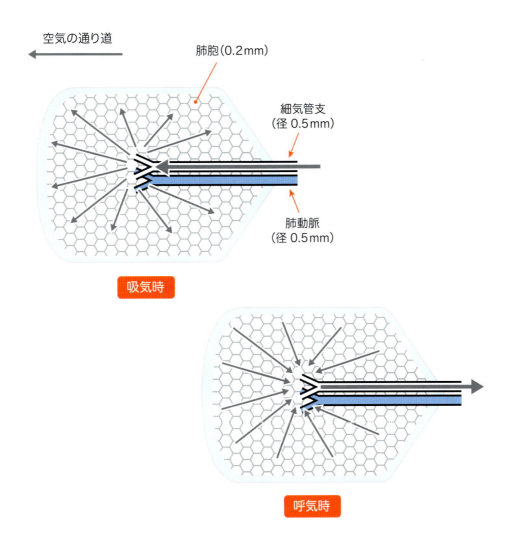

一方、血液は違うルートをたどることになります。次ページで説明します。

4 胸部 CT で見えるもの

小葉の構造を詳しく見る④
血液の通り道

- 空気は気管支を行ったり来たりできるので、気管支を通って入った空気は、肺胞で行き止まりとなり、また気管支を通って出て行きます。これに対し血液は、血管内を行ったり来たりはできません。基本的に一方通行であります。
- 肺動脈は小葉の中心部で終わり、そこから肺胞周囲の毛細血管に**静脈血**が散らばっていきます。毛細血管を通過する過程で、静脈血は空気と触れて**ガス交換**を行い、酸素化されて**動脈血**になるのです。
- ここで質問。じゃあ、**肺静脈**はどこにあるのが一番理にかなっているか？

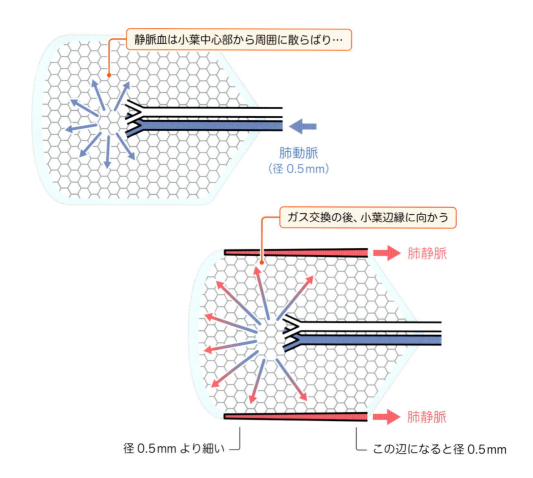

- 肺静脈は小葉を囲う隔壁（小葉の辺縁部）にあって、酸素化された動脈血を回収するのが理にかなっていますね。
- 小葉辺縁の肺静脈は、**端の部分（肺の端にあたります）の太さは 0.5mm より細くなっています**。この 0.5mm 内外が、X 線写真や CT を見る上で大いにものをいうので、意識しておいてください。

小葉の構造を詳しく見る⑤
リンパ系

- ここまで見てきたように、肺動脈と細気管支は小葉中心部に分布し、肺静脈は小葉辺縁部に分布します。

- では、<u>リンパ管</u>はどこに分布しているかというと、**非常に微細な網目状の構造物として、太い血管や気管支の周りを取り巻くように分布**しています。

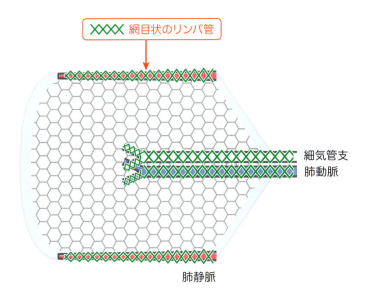

- こんな感じ で網目状に巻き付いているイメージですね。

- 肺内におけるリンパの大まかな流れは、**肺の一番外側から肺門に向かって**、放射状の逆向きに流れて肺門に集まります（72ページ）。

- 右の図では太い矢印で描いてありますが、実際は細い細い網目状のリンパ管が無数にあって、その中をリンパ液がゆっくりゆっくり流れているのです。

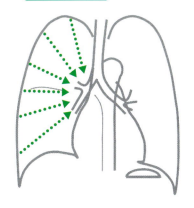

リンパの流れ

4 胸部CTで見えるもの

小葉の構造を詳しく見る⑥
狭義の間質と広義の間質

- 本来の「間質」は、「実質」に対する言葉です。
- **実質**とは実際にガス交換をしている「場」のことですから、肺胞上皮に囲まれた空間、すなわち肺胞腔のことです。これに対し、肺胞上皮と隣の上皮の間に存在する結合組織、すなわち**肺胞中隔にあたる場所**を**間質**と呼んでいます。
- 下図の水色の部分（実際にはほとんど空気）が実質、オレンジ色の部分が間質になります。

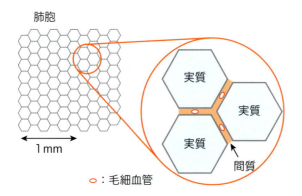

- …なのですが、ややこしいことに、肺にはもう1つ「間質」と呼ばれる場所があります。それは、**肺動静脈や気管支の周囲、胸膜にある結合組織**で、この場所は本来の（上で書いた）間質とは違う、「**広義の間質**」と呼ばれています。

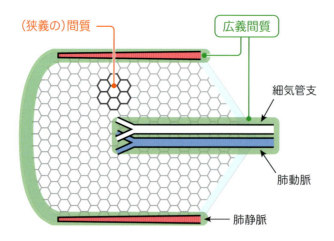

- ですから、「間質」という言葉を使うときは、狭義の間質なのか、広義の間質なのかを意識しておかないと、全然違うことを言ってしまうことになりかねないのです。普通は、狭義の間質を単に「間質」と呼び、広義のほうを「広義間質」と呼んで区別しています。

小葉が侵されるとどうなるか
カーリーのA線・B線・C線

小葉の構造について長々と述べてきましたが、これらはすべて「異常影の成り立ちを理解する」ために必要な知識なのです。ここから先は、「ナゼ異常影が生じるのか」を考えていきましょう。

- まずはわかりやすい例として、いつも学生さんにお話ししている「静脈の陰影」を取り上げます。
- 小葉辺縁の肺静脈は、末梢側（肺の最外層にあたります）の太さは 0.5mm より細くなっています。したがって、肉眼でも CT（分解能 0.5mm）でも見えません。中枢側の肺静脈や肺動脈は見えますが、**肺の端に近い部分は正常では何も見えない**のです。

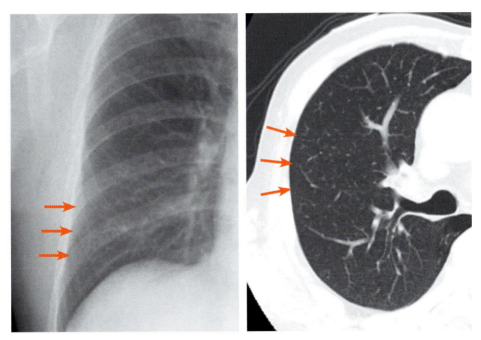

肺静脈の末端は単純 X 線でも CT でも見えない

心不全のために静脈うっ滞が起こると…

- ここで、**肺静脈およびその周囲の間質に水が溜まる病態＝うっ血性心不全**を考えてみます。うっ血性心不全では、間質に水が溜まってふくれ上がります。この場合の「間質」とは、狭義・広義のどちらも指すのですが、特に広義間質（動静脈・気管支周囲の結合組織）に焦点をあてます。
- 静脈内あるいは周囲の広義間質に水が溜まって肥厚すると、元々見えるほどの太さではなかった血管が拡張して太くなり、線状影として認識されます。

4 胸部CTで見えるもの

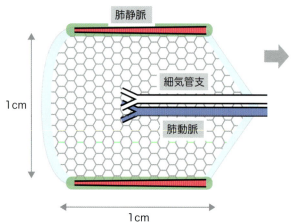
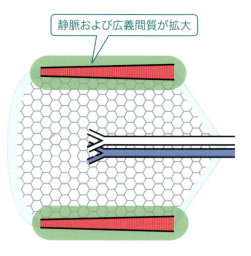

- この線状影は、見える場所によって、**カーリーのA線、B線、C線（Kerley's A, B, C line）**と呼ばれています。CT時代になってからあまり使われなくなった用語ですが、折角ですので紹介しておきます。

  - **A線**：上肺野から中肺野で見られる、肺門から末梢に向かう直線〜少し曲がった線
  - **B線**：肺の下部、最外層に、1cm程度の間隔で並ぶ水平な線
  - **C線**：A線やB線を形作るような線状影（広義間質や血管影）が、特に下肺野で重なり合うことで見られる網状影

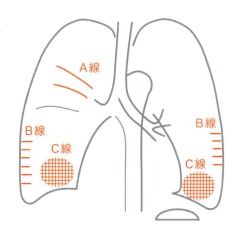

似た機序で出てくる線ですし、全部「カーリーの線」でいいじゃないかと思うのですが…。

- このうち、初心者にも見やすいのはB線でしょう。正常では何も見えない肺の最外層に線が出てくるわけですから。
- 肺の最外層を走る肺静脈は、**肺の外縁と垂直、つまり水平**に走っています。そして小葉の大きさが1cm程度ですから、**肺静脈の間隔も1cm程度**です。肺の最外層に存在するものの、正常では細すぎて見えない肺静脈が、拡大して見えるようになったものがB線なのです。

- 広義間質の肥厚は、胸部X線写真では、肺の最外層でのカーリーのB線と肺紋理（血管およびその周囲の広義間質を反映。カーリーのA線、C線を含む）が認識されやすいです。一方、CTでは、血管影の太まり、やたらと多角形の線が目立つ、胸膜まで到達する線状影、といった所見で表されます。

- 実例をご覧ください。うっ血性心不全の症例です。心拡大、肺紋理の増強（ぷちバタフライ？）、カーリーのB線、と、いずれも心不全を示唆する所見ですね。

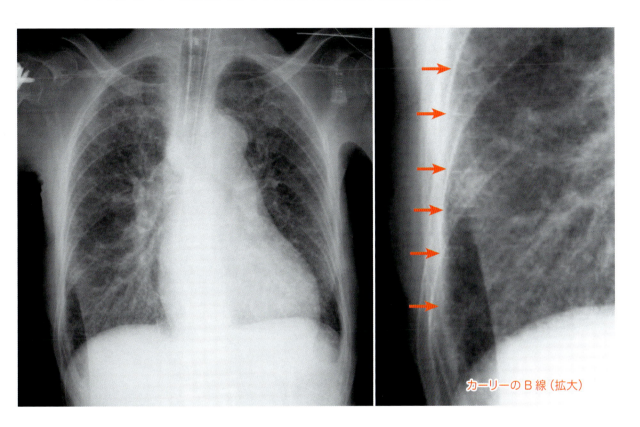

カーリーのB線（拡大）

- CTでは、肺の最外層に限らず、やたらと線が増えているのが目立ちます（赤線）。この線が広義間質にあたります。

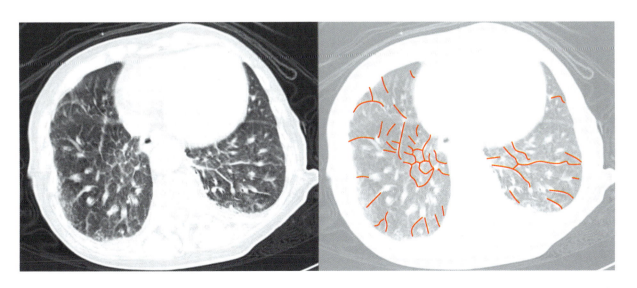

第5章
CTで飛び飛びに白くなる病態

5 CTで飛び飛びに白くなる病態

飛び飛びに白くなる陰影とは

- 第3章で述べた**連続性に**白くなる陰影（コンソリデーション、すりガラス影）は肺胞の陰影でした。なんてったって肺胞は連続して存在するものなのですから。

- それに対して、**飛び飛びに**白くなるような陰影もしばしば見られます。じゃあ、それは何の陰影なの？　あわてない、あわてない。

- はじめに、「飛び飛びの陰影」の定義をしましょう。簡便な定義として、大きさで分けるものがわかりやすいと思います。

    - 粒状影　径5mm以下
    - 結節影　径5mm〜3cm
    - 腫瘤影　径3cm以上

- 「粒」といえばどのくらいの大きさか、「腫瘤」といえばどのくらいの大きさか、というのは大体直感的にわかるのではないでしょうか。学生さんに尋ねても、大概はいいところを答えてくれます。

- 「粒」といえば、米粒がおなじみですね。これが大体5mmです。粟粒結核のようにアワ粒（2〜3mm）の大きさの粒もありますが、それはもう少し後で学びましょう。

- 「腫瘤」というのは、こぶ、カタマリ。カタマリというと3cm、これも感覚的に納得できるみたいです。実際、3cmぐらいあったらカタマリ感がありませんか？

- 粒とカタマリの間を「結節」と呼びます。皮膚にぽつんと出来たそれくらいの大きさのやつ、結節って呼びますよね。

- 腫瘤影がとても大きくなると、連続性の陰影みたいになることもあります（*130ページ参照*）。しかし、それは比較的まれなことですので、機序的にも飛び飛びの病変の分類に入れておくのがいいかな、と思います。

| 小葉中心性粒状影 | 小葉中心部・辺縁部に存在する粒状影 | ランダム分布の粒状影 | 結節影・腫瘤影 | 気管支拡張像 |

粒状影の分布
小葉構造のどこに「粒」が乗っているのか

- まずは「粒状影」を取り上げます。
- 一口に粒状影（**径が 5mm 以下の、飛び飛びの陰影**）といっても、実はさまざまな機序で生じるため、成り立ちによって粒の存在する場所、あるいは粒の形状、はたまた随伴する所見が微妙に異なります。
- HRCT（高分解能 CT）全盛の昨今、読影にはそのあたりまでの知識があることが望ましいわけで、結構込み入った説明になることは覚悟の上で、でも厳密に書くとかなりややこしくなるため、端折るところは端折って（結局端折るんかい！）、できるだけ明快に理解していただきたいと思います。

- まずは粒状影を、存在する場所によって分類してみましょう。場所を理解するには、小葉の理解が必須であります。覚えておられるでしょうか。忘れてしまったら、第 4 章で復習しましょう。
- 小葉構造がナゼ大事かといいますと、**粒状影が小葉構造のどこに乗っているか、それによって、どの構造物がやられているかが推測できる**からです。

粒状影の分布パターン

- 小葉構造のどこに粒状影が乗っているかによって、大きく 3 つのパターンに分類されます。

  - 小葉の中心部に存在する
  - 小葉の中心部ならびに辺縁部に存在する
  - 小葉とは無関係に存在する

- そこに存在する構造物を加えると、こういう分類になります。

  - 小葉の中心部に存在する ➡ **細気管支**に関連する陰影
  - 小葉の中心部ならびに辺縁部に存在する ➡ **リンパ管・広義間質**に関連する陰影
  - 小葉とは無関係に存在する ➡ **（毛細）血管**に関連する陰影

- ですから、HRCT で、粒状影が小葉のどの辺に存在するかを確認できれば、肺内構造物の何と関連する病変であるかがわかる、という寸法です。

5 CT で飛び飛びに白くなる病態

小葉中心性粒状影①
細気管支炎

- 小葉の中心部には細気管支が存在します。それゆえ、細気管支に関連する病態では、小葉の中心部に「陰影」が生じます。

- 一口に言ってしまうとそういうことなのですが、実は**小葉中心性粒状影**といっても、機序によって陰影は微妙に異なったりするのです。大変ですが、少しずつ理解していきましょう。

- まず代表的なやつ、教科書で良く典型例として出てくるやつです。細気管支そのものに炎症がある、**細気管支炎**という病態です。

- 小葉構造の拡大図（血管系は省略）をもう一度見てみましょう。細気管支は小葉の中心部で終わっています。細気管支は直径が 0.5 mm で、壁の厚さはずっと薄いので、CT では見えません。

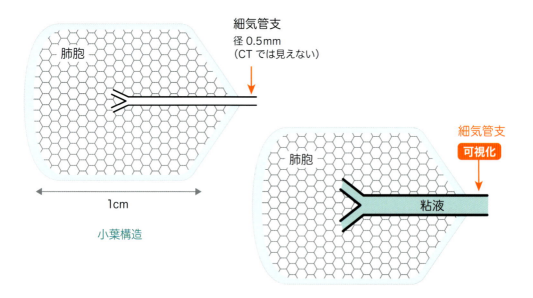

- ここで細気管支が炎症を起こしますと、細気管支の壁が厚くなったり、細気管支内に粘液が貯留したりします。その結果、**細気管支が 0.5 mm 以上の大きさの構造物となり**、今まで見えていなかったものが**可視化**します。それが異常影＝粒状影として認識される、ということです。

| 小葉中心性粒状影 | 小葉中心部・辺縁部に存在する粒状影 | ランダム分布の粒状影 | 結節影・腫瘤影 | 気管支拡張像 |

◆ ところで、小葉の中心部中心部、と今までさんざん書いてきたのですが、実際には細気管支は小葉のど真ん中で突然終わっているわけではなく、もう少し分岐があったりします。

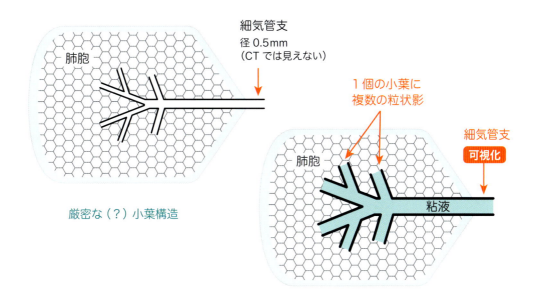

◆ そのため、小葉1個に対して粒が1個、というわけではなく、**1個の小葉に複数の粒状影、あるいは分岐するような構造が見られる**のです。

これを書くとややこしくなるかな〜と悩んだのですが、ここは端折るべきではない、と思い直しまして、あえて書かせていただく次第です。

5 CTで飛び飛びに白くなる病態

小葉中心性粒状影②
細気管支炎をさらに詳しく見ていく

- 細気管支に炎症が起こることで可視化した病変は、元々の細気管支の形〜細気管支が膨化した形をとります。

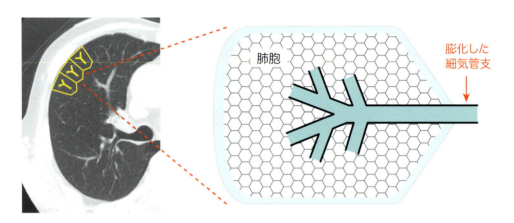

- このような小葉中心性粒状影の代表例としてよく挙げられるのは、**びまん性汎細気管支炎**（diffuse panbronchiolitis：**DPB**）という疾患です。
- 細気管支のあるところ＝肺の端から数mm離れたところですから、**肺の外縁部から数mm離れたところに、飛び飛びの白い陰影（粒状影）が生じます。**

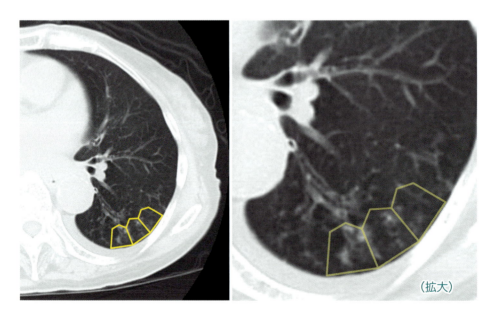

- しかし、拡大して見れば見るほど、単純な粒の形はしておりませんね…。細気管支周囲の肺胞にも炎症が及ぶと、小葉中心部にある少し大きめの結節として見えることもあります。

| 小葉中心性粒状影 | 小葉中心部・辺縁部に存在する粒状影 | ランダム分布の粒状影 | 結節影・腫瘤影 | 気管支拡張像 |

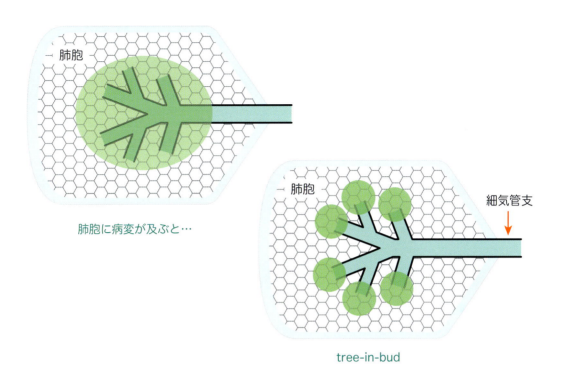

- また、細気管支の周囲にできた小さな結節病変と、分岐する細気管支の陰影をして、「枯れ木に花が咲いたような」**tree-in-bud**（bud＝つぼみ）という何だか文学的な表現をすることがあります。ただ、この用語の意味も少しずつ変わってきており、議論のあるところですので、あまり強調することは止めておきます。

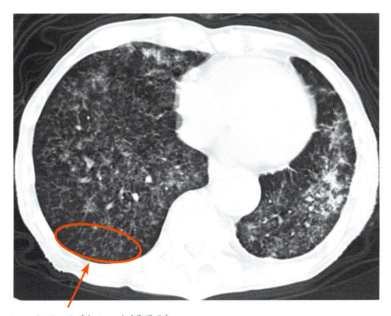

tree-in-bud（ちょっと派手？）

5 CTで飛び飛びに白くなる病態

小葉中心性粒状影③
過敏性肺炎は粒状影かすりガラス影か

- 小葉中心性粒状影を取り上げたらこれについても言及せざるを得ない、というのが過敏性肺炎です。
- **過敏性肺炎**は、気管支を通ってやってきたカビなどの吸入抗原が、細気管支の出口から肺胞内に散らばった場所、すなわち気管支末端（＝小葉中心部）付近の肺胞間質にⅢ型・Ⅳ型アレルギーが起こり、その結果「そのエリアに」間質性肺炎が生じるものです。

- 特発性などの間質性肺炎では、肺胞領域の変化は連続性に生じるため、陰影も連続性なのですが…

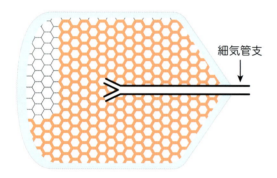

連続性に生じている間質性肺炎

- 過敏性肺炎（特に急性・亜急性の、アレルギーが起こりたての時期）では、**気管支末端付近＝小葉中心部の肺胞に間質性肺炎が生じます**。そのため、陰影としては小葉中心部に「飛び飛びに」「すりガラス影」が見られるわけです。

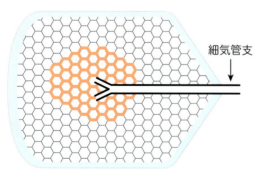

過敏性肺炎では「この辺」に間質性肺炎
＝すりガラス影

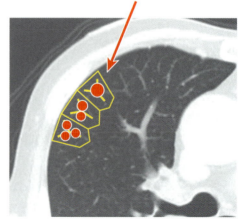

小葉の中心部に飛び飛びに病変

| 小葉中心性粒状影 | 小葉中心部・辺縁部に存在する粒状影 | ランダム分布の粒状影 | 結節影・腫瘤影 | 気管支拡張像 |

- まとめると、細気管支周囲の肺胞に飛び飛びに間質性肺炎が生じるために、「小葉中心性に」「粒状に（飛び飛びに、の意）」分布するすりガラス影が見られる、というわけです。

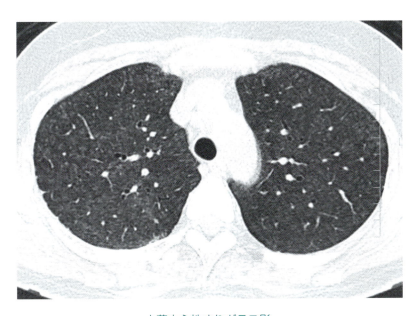

小葉中心性すりガラス影

- 教科書的にはこの陰影も「小葉中心性粒状影」に含めて書かれていることがあります。あるいは「小葉中心性すりガラス影」と表記されていることも。

- ただ、細気管支炎の「小葉中心性粒状影」とは、機序が全然違うために陰影の性状も異なります。細気管支炎の陰影は分泌物や実質の炎症であり、すりガラスよりも濃い、水濃度の陰影になります。
- そのため、同じ用語を使うのはちょっと違和感があります。個人的には、過敏性肺炎には「**小葉中心性すりガラス影**」の方がしっくり来ると思っています。

5 CTで飛び飛びに白くなる病態

小葉中心性粒状影を来す疾患の鑑別①
小葉中心性粒状影を来す疾患とは

- 前に書いたとおり、小葉中心性粒状影は細気管支、あるいはその周囲の病変を反映するのですが、**疾患によって「それ以外の」病変が異なります。**

- 小葉中心性粒状影の主な鑑別診断を挙げてみましょう。

  - 肺結核
  - 非結核性抗酸菌症
  - マイコプラズマ肺炎
  - 気管支肺炎
  - びまん性汎細気管支炎（diffuse panbronchiolitis：DPB）
  - 真菌症
  - ランゲルハンス細胞組織球症（Langerhans cell histiocytosis：LCH）
  - 珪肺
  - 濾胞性細気管支炎
  - 細気管支肺胞上皮癌（bronchioloalveolar carcinoma：BAC）
  - HTLV-1 関連肺疾患

項目の漏れや間違いのないように、いろいろと教科書を見ていますと、若干、いや結構（汗）、分類の仕方が違っていたりしますが、ここではかのバイブル Webb, Müller の "HRCT of the LUNG" を参考にさせていただきました。

以降のページで、これらの鑑別診断をひとつひとつ解説していきます。

小葉中心性粒状影を来す疾患の鑑別②
肺結核

- 肺結核の画像所見は、「空洞を形成する結節影・腫瘤影」が有名ですが、実は非常に多彩な所見を呈することが知られていて、「画像だけでは結核を否定できない」とまで言われています。

- とはいえ、よく見かける二次結核で典型的な所見というものはあり、HRCT を使うことでそのあたりの理解も進んでいますので、典型像に触れておきましょう。

- 結核の主病巣は、**空洞を形成する結節影・腫瘤影〜コンソリデーション**を呈します。そしてその周囲に、**小葉中心性の粒状影、tree-in-bud 所見**などが見られます。

- いずれも気管支〜細気管支に存在する病変（乾酪壊死を伴う肉芽腫、浸出性病変など）を反映します。壊死した物質が気管支から流れ出すと**空洞**ができますから、空洞の存在は気管支関連の病変であること、病変部に壊死があることを表します。

- 主病巣から菌が排出される過程で他の部位に再吸入されると、細気管支に「**散布**」されるようになります。散布された病巣は、細気管支〜肺胞道内に乾酪物質を充満させてパンパンに張り、細気管支の可視化＝**tree-in-bud** が起こります。

- そんなわけで、大きめの主病変＋その周囲（もしくは他の葉）に広がる散布巣＝小葉中心性粒状影、という所見が見られるわけです。

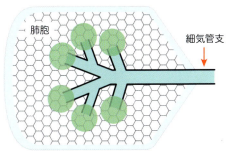

tree-in-bud

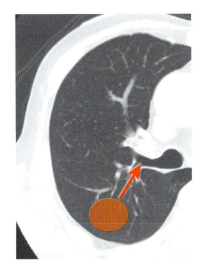

主病巣から排出された菌が…

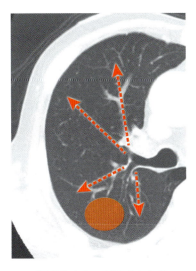

再吸入されてばらまかれる

5 CTで飛び飛びに白くなる病態

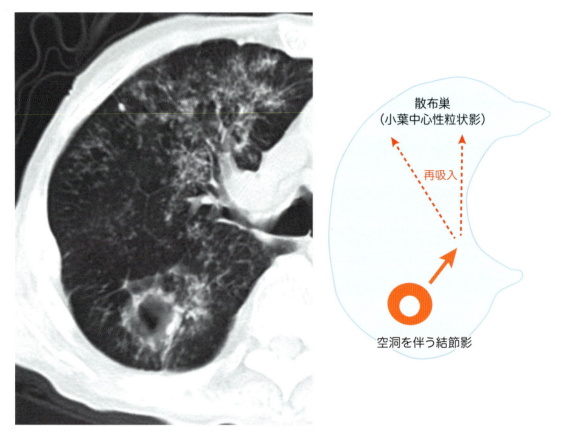

主病巣と、散布巣（小葉中心性粒状影）

- ちなみに、粟粒結核は全く異なる機序ですから、全く異なる陰影になります。あれは血流に乗ってばらまかれた先で肉芽腫病変を作っておりますので、粒の大きさも、形も異なりますし、気管支の陰影も見られません。(詳しくは 226 ページで説明します)

小葉中心性粒状影を来す疾患の鑑別③
非結核性抗酸菌症（MAC 症）

- 非結核性抗酸菌症は、肺結核と機序が似ているので、画像所見も基本的には同じです。乾酪壊死を伴う肉芽腫、細気管支への乾酪物質充満などなど。それ以外の所見に、特色があると言えばあります。

- 一口に非結核性抗酸菌症といっても、菌の種類はたくさんありまして、各々微妙な違いもあるのですが、ここでは症例の大多数を占める Mycobacterium avium complex（MAC）症と Mycobacterium kansasii 症を取り上げましょう。

- **MAC 症**は、結節・気管支拡張型（中葉舌区型）と線維空洞型（結核類似型）とに分けられます。

- **結節・気管支拡張型**は、中葉・舌区中心に、気管支拡張（tram line ＝この章の最後で説明します）、細気管支病変を反映した小葉中心性粒状影、tree-in-bud 所見を認めます。しばしば陰影は融合してコンソリデーションを形成します。

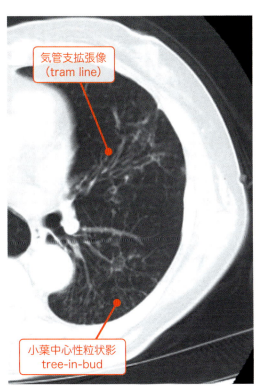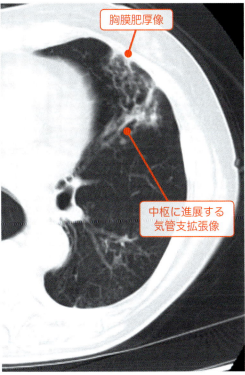

結節・気管支拡張型 MAC 症

5 CTで飛び飛びに白くなる病態

- **線維空洞型**は、結核に似た、空洞を伴う結節＋小葉中心性粒状影を呈するパターンです。

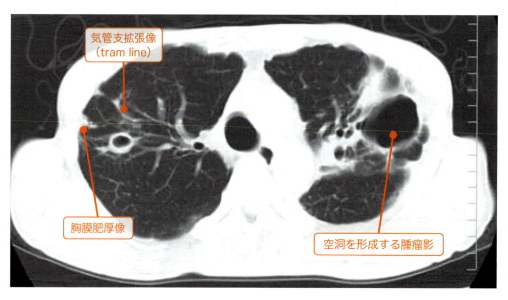

線維空洞型 MAC 症

- MAC 症で特徴的に見られる像として、天理よろづ相談所病院の田中先生に教えて頂いたのが、胸膜直下の結節の集合体〜**所属する気管支の拡張と胸膜の肥厚像**。
- 菌を吸引して胸膜直下に出来た病変が、胸膜に沿ってべったりと拡がり、かつ気管支に沿って中枢方向に進展していくことで出来る陰影です。確かに MAC 症でよく見かけるんですね。

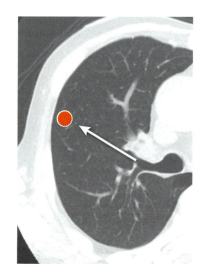 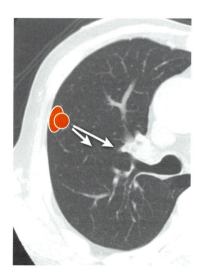

胸膜直下に吸引された初期病変が… 　　胸膜、気道に沿って進展する

小葉中心性粒状影を来す疾患の鑑別④
非結核性抗酸菌症（*M. kansasii* 症）

- *Mycobacterium kansasii* 症の画像所見も、キーワードだけ挙げるとおおむね肺結核と共通しています。すなわち空洞を伴う結節影＋小葉中心性粒状影。

- 特徴的な所見として、空洞の壁が薄く、周囲の散布巣が少ない、ということが言われていますが、鑑別の決定打とはならないとされています。

- この薄い空洞はかなり印象的ではありますが、最終的な診断には喀痰をはじめとする検体から *M. kansasii* を培養で確認するという手順が必要です。これは譲れません。

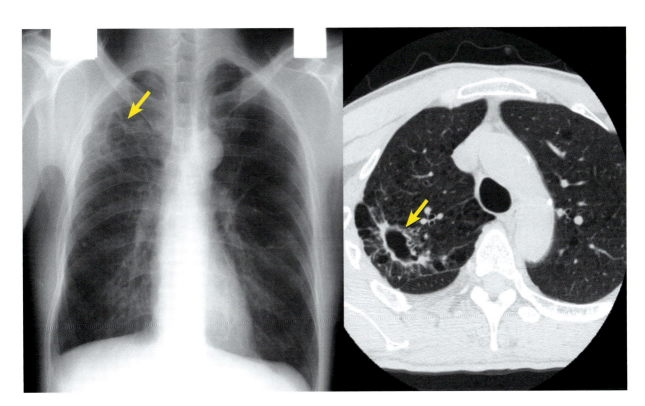

M. kansasii 症の薄壁空洞

5　CTで飛び飛びに白くなる病態

小葉中心性粒状影を来す疾患の鑑別⑤
マイコプラズマ肺炎

- **マイコプラズマ肺炎**は、市中肺炎の中でも若年者で、基礎疾患のない、元気で活動性の高い、学校に行っている集団に多く発症します。市中肺炎ガイドラインに記載があるように、激しい空咳が特徴ですが、痰は少なく、ラ音も聞かれません。
- なぜか。<u>病変の主座は気管支〜細気管支の線毛上皮</u>で、結核や非結核性抗酸菌症のように乾酪物質が気道内を満たすとか、気道がパンパンにふくれるとかいうことはありません。また、肺実質で浸出液 ➡ 膿性痰形成、ということも起こりません。肺胞領域にも炎症は及ぶものの、それは間質部分（肺胞中隔）主体になります。
- そういうわけで、分泌物なし ➡ 痰が少ない、気道上皮の炎症 ➡ 刺激により空咳が出る、と説明されています。

- 気道上皮周囲の広義間質に炎症が波及すると、**気管支〜細気管支の壁が肥厚**し、それに伴って分岐する陰影が目立ってきます。さらに、周囲の狭義間質に及ぶと肺胞中隔が肥厚し、**すりガラス影**が生じます。これらの所見が組み合わさって見られます。

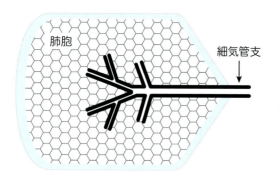

気管支〜細気管支壁の肥厚像（浸出物なし）

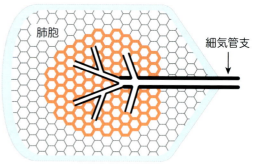

気道の肥厚像（浸出物なし）＋すりガラス影

- すりガラス影は病初期、変化が軽度な部分では気道周囲が主体なので、小葉中心性のすりガラス影、といった趣ですが、病勢が強くなってくると癒合してべったりとしたすりガラス影〜コンソリデーションになります。
- そのため、結核の陰影よりも薄く、柔らかい（？）印象の陰影となります。小葉中心性すりガラス影に近い粒状影と言えるでしょう。

| 小葉中心性粒状影 | 小葉中心部・辺縁部に存在する粒状影 | ランダム分布の粒状影 | 結節影・腫瘤影 | 気管支拡張像 |

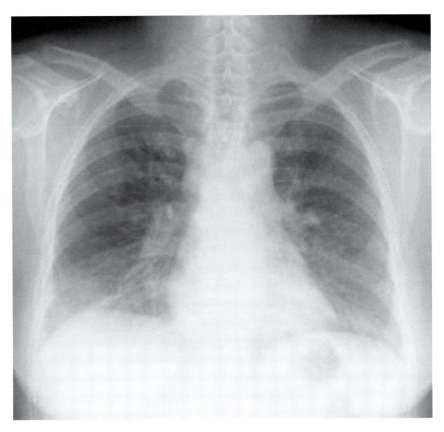

胸部X線写真ではすりガラス影＋粒状影

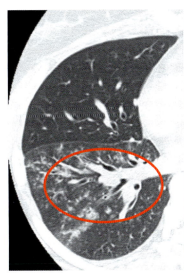

気道壁肥厚が目立つ＋粒状影

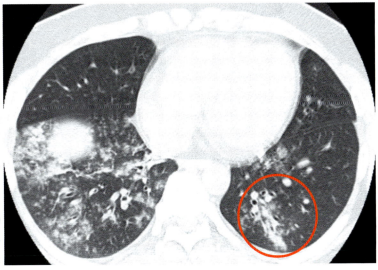

病勢の強い場所ではすりガラス影が癒合したり、コンソリデーションも見られる

5　CTで飛び飛びに白くなる病態

小葉中心性粒状影を来す疾患の鑑別⑥
気管支肺炎（マイコプラズマ以外）

気管支肺炎…若い頃はこの概念がイマイチよくわかりませんでした。肺炎じゃないのか？　気管支炎じゃないのか？　コンソリデーションは作るのか？　マイコプラズマと違うのか？

- **気管支肺炎**とは要するに、気管支から肺胞領域に至る部位の炎症です。<u>細気管支炎ほど範囲が限定されておらず、大葉性肺炎ほどべったりと肺胞がやられるわけではない</u>。
- マイコプラズマを含めて分類されることも多いので、前項の説明で大体いいのですが、細菌性肺炎の場合、肺胞領域では肺胞腔内を浸出物が埋めることも多く、粒状影の濃度はコンソリデーションと同じく真っ白である、と理解するとわかりやすいと思います。
- ただ、浸出物の産生がそれほど多くないと、ドバーッと広範に拡がって大葉性肺炎みたいなコンソリデーションを作るまでは行かず、病変が限局してしまうのですね。それで粒状影。
- そんな小葉中心性粒状影が癒合してくると、もうちょっと大きな、気管支に沿ったコンソリデーションを作ることもありますが、大葉性肺炎までには至りません。
- **気管支肺炎**と**大葉性肺炎**の違いはこんな感じです。同じような濃度の白い陰影が、片や限局（気管支肺炎）し、片やドバーッと拡がって（大葉性肺炎）いる様子がおわかり頂けるかと思います。

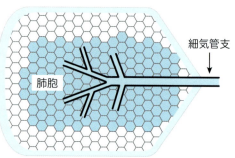

浸出液は気管支～肺胞領域に限局

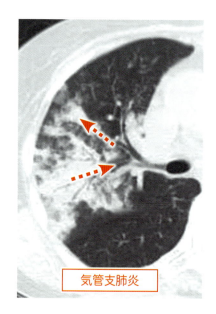

気管支肺炎

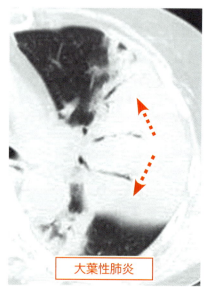

大葉性肺炎

- 気管支肺炎の場合、**菌は気管支を通じて各地にばらまかれるため、葉をまたいで病変が形成されうる**のに対し、大葉性肺炎ではKohn孔を通じて連続性に病変が拡がっていきます。
- その結果、気管支肺炎では、葉をまたいであちこちに**斑状の（限局した）コンソリデーション**が出来てきます。一方、大葉性肺炎は病変が葉いっぱいに広がるものの、葉を包む胸膜を越えることはなく、べったりとした連続性の病変になります。

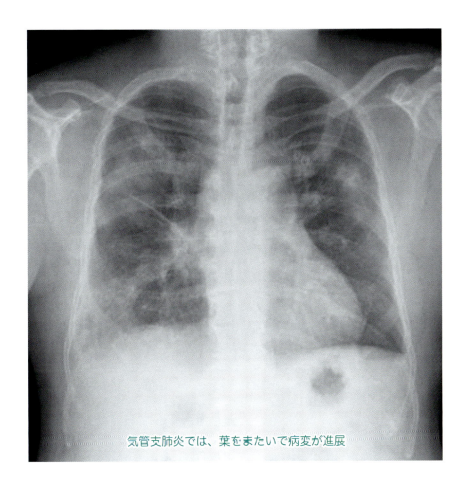

気管支肺炎では、葉をまたいで病変が進展

- 昨今では抗菌薬の進歩などにより、大葉性肺炎を来す症例は少なくなっていますが、古典的には肺炎球菌、クレブシエラ、レジオネラが大葉性肺炎を起こすといわれています。**それ以外の H. influenzae、黄色ブドウ球菌をはじめとする多くの細菌で、気管支肺炎のパターンをとる**とされています。
- マイコプラズマやウイルスによる肺炎も、そんなわけで、微妙に違う感はありますが、気管支肺炎に分類されています。

5 CTで飛び飛びに白くなる病態

小葉中心性粒状影を来す疾患の鑑別⑦
びまん性汎細気管支炎、真菌症

- **びまん性汎細気管支炎**（diffuse panbronchiolitis：**DPB**）は、気道壁の線毛運動が低下するために、細気管支～気管支の壁に炎症が生じ、壁肥厚や分泌物の貯留が見られる疾患です。
- 細気管支～気管支に主な病変があるため、小葉中心性の粒状影が見られます。(198ページで詳しく説明しました)

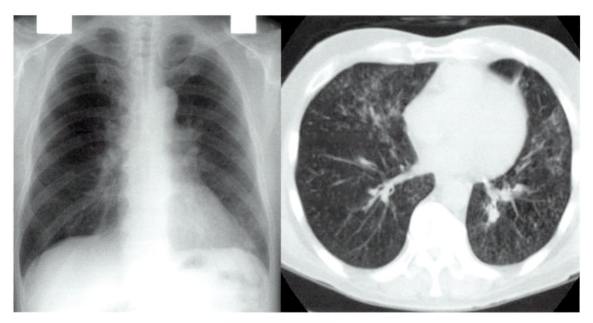

びまん性汎細気管支炎

- また、細気管支の周囲にできた小さな結節病変と、分岐する細気管支の陰影をして、**tree-in-bud**（枯れ木に花が咲いたような）という何だか文学的な表現をすることがあります。

- **真菌症**でも同様に小葉中心性粒状影が見られることがありますが、比較的まれで、アレルギー性気管支肺アスペルギルス症（ABPA）などで見られる程度です。

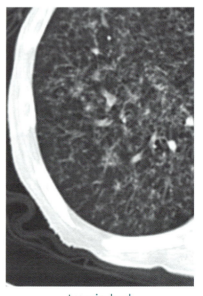

tree-in-bud

小葉中心性粒状影を来す疾患の鑑別⑧
肺ランゲルハンス細胞組織球症

- **ランゲルハンス細胞組織球症**（Langerhans cell histiocytosis：**LCH**）。昔は肺好酸球性肉芽腫症とも言いました。Hand-（長い名前）病、Letterer-（なんたら）病とともに、histiocytosis X という総称で呼ばれていましたが、今ではすべてランゲルハンス細胞が関わっていることが明らかとなり、まとめて LCH と呼ばれるようになりました。そして肺好酸球性肉芽腫症は「**肺 LCH**」と呼ばれることが多くなっています。
- 20〜40 歳の男性に多く、ほとんどが喫煙者であるため、機序は不明ですが喫煙が発症に関わっていると考えられています。実際、禁煙によって改善する例も少なからず見られます。
- 病態としては、呼吸細気管支壁を中心に、ランゲルハンス細胞が増殖して結節を作ります。免疫染色で S-100 蛋白陽性、というのがキーワードであります。
- 進行してくると結節が嚢胞化（薄い壁の場合）、ないし空洞化（比較的厚い壁の場合）してきます。嚢胞はいびつ、というか不整形であり、その変化とともに特徴的とされています。
- 結節がチェックバルブによるエア・トラッピングを起こし、末梢の肺胞部分に空気を捕らえ込む現象が知られています。
- CT では、微細な粒状影（胸膜から少し離れたところ＝小葉中心部に存在。とっても微細なので認識できないことも）と、さまざまな大きさのいびつな嚢胞（黄矢印など多数）が見られます。

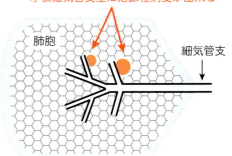

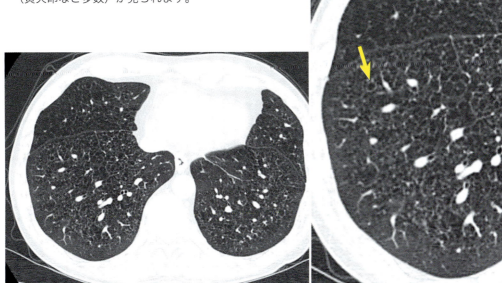

5 CTで飛び飛びに白くなる病態

小葉中心性粒状影を来す疾患の鑑別⑨

珪肺

- 珪（ケイ）肺はじん肺の一種です。じん肺とは、じん肺法で「粉じんを吸入することによって肺に生じた線維増殖性変化を主体とする疾病を言う」と定義されています。そのうち、遊離珪酸を吸入して生じたものを珪肺といいます。

- 吸入されて沈着した粉じんは、マクロファージが貪食するのですが、貪食後きちんと消化・処理できずにその場所にとどまり、膠原線維が増生して結節状になったものが珪肺結節です。
- 吸入した珪酸は大きさ（2～5μm）の関係で、細気管支に沈着しやすいため、細気管支に結節が形成される、と説明されています。さらに、そのお掃除の際にはリンパ流によって運ばれるため、リンパ路にも粉じんが沈着して結節を形成することがあります。
- また、リンパ流によるお掃除（クリアランス）が、おそらく重力の影響で上葉においてはあまりよろしくないため、珪肺結節の粒状影は上葉優位であります。

- 珪肺結節は線維のカタマリであるため、DPBや気管支肺炎といった炎症による粒状影と比較して密度が高く、境界明瞭、クリッとした輝度の高い（白さの強い）陰影になります。ですので、小さい割にはハッキリクッキリよく見えるのが特徴です。

- また、進行に伴って粒状影が癒合し、大きな結節＝塊状線維化巣（progressive massive fibrosis：PMF）を形成します。これは辺縁が内向きに凸であることが多く、縮む病変である＝線維化していることが示唆されます。

- また、リンパ路で運び出された粉じんが肺門リンパ節や縦隔リンパ節に沈着するため、リンパ節は腫大します。病変が進行するとリンパ節の外周がカチカチに石灰化し、卵殻（egg-shell）状石灰化と呼ばれる所見を呈するようになります。これはかなり特徴的なものです。

- ですから、珪肺診断のポイントは粉じん曝露歴であることは間違いありませんが、
  - 上葉優位の、境界明瞭、クリッとした輝度の高い小葉中心性粒状影
  - 大きな、内向きに凸の結節＝塊状線維化巣
  - 卵殻状石灰化

  などの所見から、他の疾患と鑑別可能です。

| 小葉中心性粒状影 | 小葉中心部・辺縁部に存在する粒状影 | ランダム分布の粒状影 | 結節影・腫瘤影 | 気管支拡張像 |

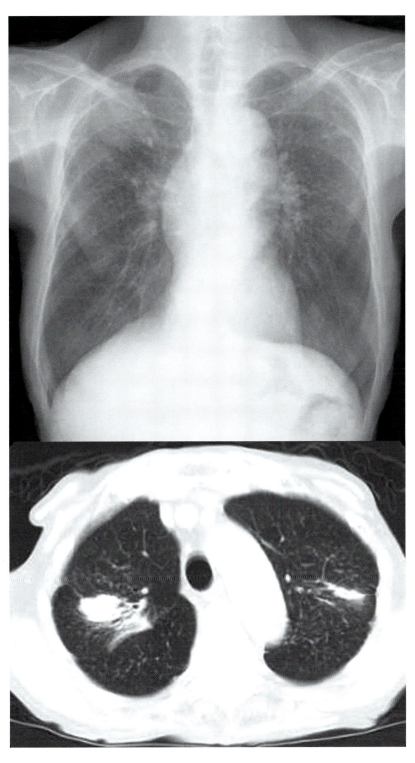

割とハッキリした小葉中心性粒状影と、大きな結節（線維化巣）

5 CTで飛び飛びに白くなる病態

小葉中心部ならびに辺縁部に存在する粒状影①
リンパ管の配置に注目する

- リンパ管は血管系と比べて非常に微細な網目状の構造物です。主に太い管（要するに血管や気管支）の周りを取り巻くように存在していますが、その場所に注目して説明していきます。

- <u>気管支は肺動脈と常に併走しています</u>。この2つの管を（電気のコードみたいに）束ねている結合組織、ないし気管支と肺動脈を合わせて、**気管支血管束**と呼んでいます。このキーワード、ときどき出てきますので覚えておきましょう。気管支血管束は小葉中心部を走ることになります。

- それに対して肺静脈は、小葉内の肺胞でガス交換を行ってきれいになった血液を回収すべく、小葉の周りの小葉間隔壁や胸膜内に存在します。

- 気管支血管束、小葉間隔壁、胸膜のいずれにもリンパ管が網の目のように張りめぐらされています。この3つの構造物は比較的結合組織のような間質成分が多く、**「広義」の間質**と呼ばれています。

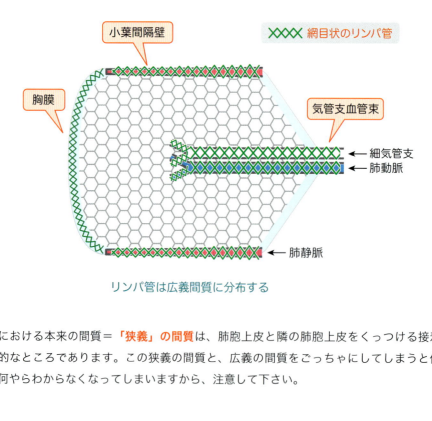

リンパ管は広義間質に分布する

- 肺における本来の間質＝**「狭義」の間質**は、肺胞上皮と隣の肺胞上皮をくっつける接着剤的なところであります。この狭義の間質と、広義の間質をごっちゃにしてしまうと何が何やらわからなくなってしまいますから、注意して下さい。

- 普通は、狭義の間質を単に「間質」と呼び、広義のほうを「広義間質」と呼んで区別しています。言葉本来の意味だと、広義の間質は狭義の間質を含むことになってしまいますが、**肺の間質を指す場合は全くの別物**であることを強調しておきたいと思います。

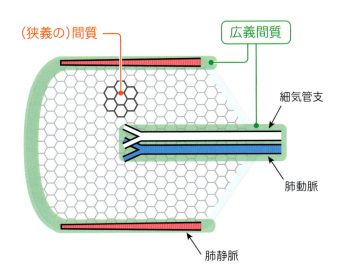

（狭義の）間質と広義間質は全くの別物

- ともかく**リンパ管は、小葉の中心部ならびに辺縁部に存在する広義間質のあるところに存在する**、こう理解しましょう。

- ですから、リンパ系がやられる疾患、リンパ系に病変が出来る疾患では、この広義間質が存在感を増してくることになります。これはCTで捉えることが出来る病変なのです。

5 CTで飛び飛びに白くなる病態

小葉中心部ならびに辺縁部に存在する粒状影②
サルコイドーシス

- リンパ系に病変が出来る疾患では、リンパ路が存在する広義間質の存在感が増します。そして、リンパ路に沿って粒状影が出現することがあります。

- たとえば**サルコイドーシス**。もちろんサルコイドーシスと言えば、両側肺門リンパ節腫脹（bilateral hilar lymphadenopathy：BHL）が有名ですが、それだけではなく、**リンパ路に沿った場所に微細な肉芽腫が出来てくる**のです。その結果、広義間質が肥厚したり、そこに接する粒状影が見えてきたりするのです。

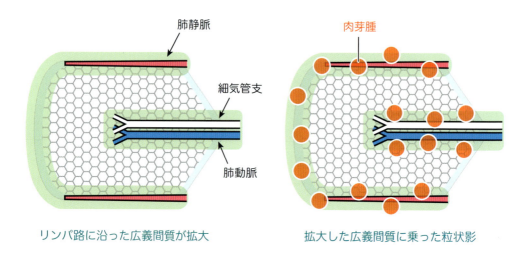

リンパ路に沿った広義間質が拡大　　　拡大した広義間質に乗った粒状影

- CTで見ると、このように血管周囲に粒状影が乗っていたり…

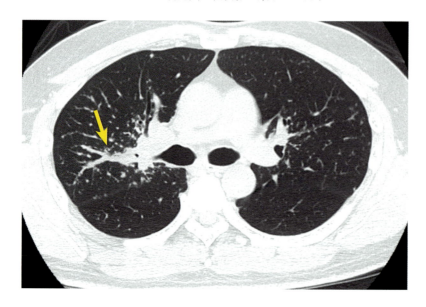

| 小葉中心性粒状影 | 小葉中心部・辺縁部に存在する粒状影 | ランダム分布の粒状影 | 結節影・腫瘤影 | 気管支拡張像 |

◆ 気管支壁にも粒状影が乗って、ギザギザに見えたり…

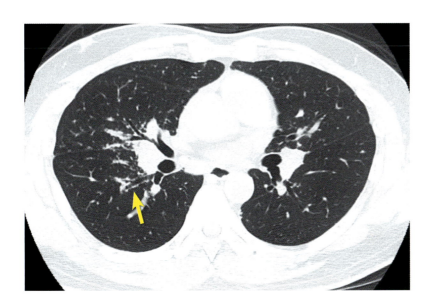

◆ 胸膜にも粒状影が乗ったりします。胸膜は肺の外周だけでなく、葉間も胸膜ですから、そういう場所にも粒状影が見えるのです。

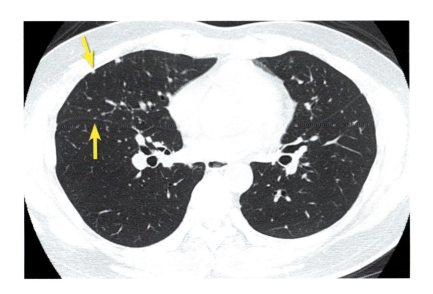

5 CTで飛び飛びに白くなる病態

小葉中心部ならびに辺縁部に存在する粒状影③
癌性リンパ管症

- リンパ路に病変が出来る疾患では、(リンパ路が存在する) 広義間質の存在感が増し、それに沿って粒状影が出現することがあります。

- たとえば<u>癌性リンパ管症</u>。その病態は、**細かいリンパ管の中に癌細胞が入り込み、目詰まりを起こした状態**、と考えて頂くと理解しやすいと思います。目詰まりを起こした結果、リンパ管は腫れ上がり、周りの広義間質にも浸出液があふれ出します。その結果、広義間質の拡大像が見られるのです。

- それ以外に、リンパ管内の癌細胞を反映して肺門、縦隔その他のリンパ節が腫脹しますし、胸膜播種や肺内転移などがあれば胸水や粒状影を来すことも当然あり得ます。

- サルコイドーシスとは機序的にも違いがあります。サルコイドーシスはあくまで肉芽腫性変化(1つ1つはせいぜい0.3mm程度の大きさ)がメインで、その肉芽腫が集合して結節を作ったり広義間質の肥厚を来したりしている。つまり、あくまで陰影は粒の集合体である、そのため<u>広義間質の肥厚は結構ガタガタ</u>しているのです。

- それに対し、癌性リンパ管症は浸出液がメインであるので、<u>広義間質の肥厚は比較的まっすぐ</u>で、そこに(転移などによって)粒が乗ってくる、という感じになります。このニュアンス、伝わるでしょうか。

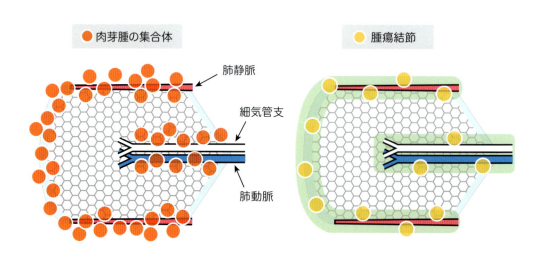

サルコイドーシス＝肉芽腫がメイン　　　癌性リンパ管症＝浸出液がメイン

| 小葉中心性粒状影 | 小葉中心部・辺縁部に存在する粒状影 | ランダム分布の粒状影 | 結節影・腫瘤影 | 気管支拡張像 |

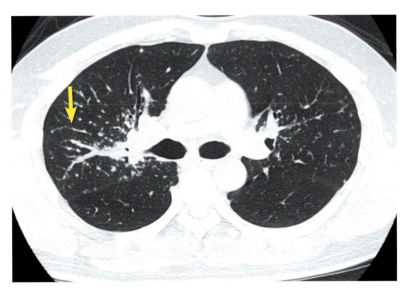

ガタガタの広義間質肥厚（サルコイドーシス）

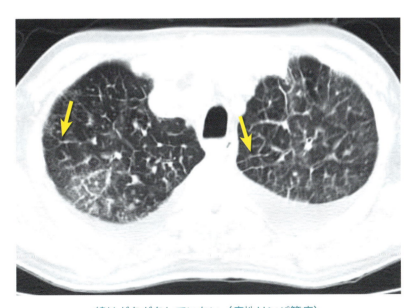

線はガタガタしていない（癌性リンパ管症）

- あと、リンパ路と言えばその名も**リンパ腫**、あるいは**リンパ増殖性疾患**があります。画像で広義間質の肥厚が見られたら必ず鑑別に入れるべき疾患ですが、実際お目にかかることは少ない。名前は知ってるけど診たことがない、そんな疾患ですね。
- 所見としては、広義間質の肥厚以外に、リンパ腫だったら腫瘤影、リンパ増殖性疾患だったらすりガラス影が見られます。

221

急性好酸球性肺炎

- リンパ関連の疾患以外にも、全く別の機序で、リンパ路・広義間質が肥厚する疾患があります。それが**急性好酸球性肺炎**です。機序は異なりますが、広義間質に水が浸出して浮腫を来す結果、広義間質が肥厚して見える、という点で共通しています。
- 急性好酸球性肺炎は、心不全（68 ページ）とは全く異なる疾患ではありますが、結果として起こる現象が似ています。好酸球の浸潤する炎症が肺の広義間質、さらに狭義の間質にも起こるため、広義間質の肥厚に加えてすりガラス影も呈することになります。
- X 線写真を見ると、分布は両側ですが、**肺水腫のように必ずしも下肺優位ではない**ことがわかります。両側びまん性であったり、斑状分布、すなわち**ある程度の大きさのすりガラス影・コンソリデーションが飛び飛びに存在する**ことが特徴です。

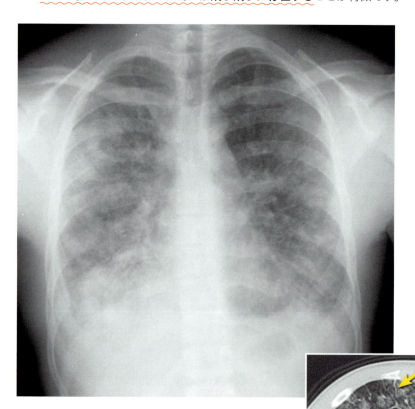

- CT ではすりガラス影を基礎に、**血管影の太まり**、カーリー B 線に相当する、**胸膜まで到達する線状影**（矢印）、といった所見が見られます。

急性好酸球性肺炎では粒状影は生じません。水があふれ出すばかりで、肉芽腫など粒を作る病変がありませんから。ただ、リンパ路・広義間質の関連から無視できない疾患ですので、ここで取り上げました。

ランダム分布の粒状影①
ランダムに「粒」が分布する疾患とは

- というわけで、ようやく小葉中心・辺縁から離れまして、残るは「ランダム分布」というよくわからない（？）分布の粒状影を紹介します。

- ランダムに粒が分布しているとは、どういうことか。何らかの機序によって、小葉単位、あるいは小葉に関連した構造物に関係のない分布をする、ということです。
- なぜ、このような分布になるのでしょうか？ 細気管支に関連する疾患なら小葉の中心部に、リンパ路に関連する疾患なら小葉の辺縁部に、というふうに、病変の存在する構造物が本来ある場所に陰影が分布するはずです。
- 逆に言うと、**元々ランダムに存在する構造物**ならば、病変もランダムに分布するはずですね。さて、それは…？

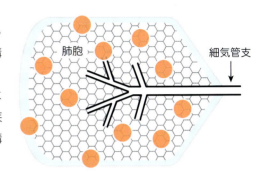

小葉構造と関係なく、
ランダムに分布する粒状影

- 答えは、「肺胞壁に存在する毛細血管」です。肺胞は肺内にあまねく存在しますので、その壁に存在する血管も、小葉内のどこにでも存在しうるのです。
- ですから、**血行に乗って散布される**疾患では、**小葉内の細気管支や小葉間隔壁といった構造物に関係なく、ランダムに粒が散布して見える**のです。

どういう陰影が「ランダム」なのか

- ここで、「ランダム」という言葉の意味はわかるんですが、「ランダム分布」って実際どんな影なんだろう？ というのが、筆者の長い間の疑問でありました。小葉中心性の粒状影だって、規則正しく配列しているわけではなくて、見ようによってはランダムに見えるし、リンパ路だってそうです。
- まあ、大体ニュアンスはわかるんですが、うまく説明できない。で、考えた末の一応の結論が、**粒以外の所見を見る**。

- たとえば小葉中心性粒状影であれば、気管支〜細気管支の病変ですから、tree-in-budのような分岐する細気管支影や、トラムライン（246ページ）のような気管支の肥厚像、拡張像が共存することが多いわけです。そういう所見**も**あれば、自信を持って「小葉中心性粒状影」と言えます。
- リンパ路に存在する粒状影であれば、広義間質（気管支血管束、小葉間隔壁、胸膜）の肥厚**も**見られ、そこに粒が乗っかっているように見えるはずです。
- そういう他の所見がなくて、粒が（場合にもよりますが結構高密度に）バラバラに存在していれば、ランダムと言えるのではないか、今のところそんなふうに考えています。

223

5 CTで飛び飛びに白くなる病態

ランダム分布の粒状影②
悪性腫瘍の血行性肺転移

- ヒトは多くの場合、立位、あるいは座位で過ごしています。その体位だと肺の血流は下のほうが多く流れていることは間違いないですね。したがって、血流に乗ってやってくる疾患では、**陰影が下肺優位に見られる**ことが多いです。
- そういう、血行に乗って散布され、粒状の病変を作る疾患はそれほど多くなくて、

  - 悪性腫瘍の血行性肺転移
  - 粟粒結核

  あたりです。

- これらの鑑別はある程度可能ですが、なかなかわかりにくいこともあります。
- まずは陰影というよりも、臨床情報ですが、悪性腫瘍の既往、あるいは現在腫瘍を有しているかどうか、が鑑別に重要な情報となります。当然、そういうことがあれば転移を疑う根拠になるでしょう。

- 肺癌の肺内転移の場合、**比較的大きな腫瘤が1個＋びまん性に拡がる粒状影**、というふうに、**原発巣**が大きくて**転移巣**は（大きさにばらつきはあるものの）小さいことが多いので、これも鑑別の根拠になります。

- 陰影そのものの特徴としては、腫瘍の場合、原発巣から少しずつじわじわと転移のタネがばらまかれ、それが芽吹いて大きくなってきます。ばらまかれた時期によって発育の度合いが異なるため、**1つ1つの粒は大きさが不ぞろいである**、ということが見受けられます。
- もちろん進行が早く、一斉に転移の芽が吹いてきたようなケースですと、比較的粒がそろっている印象のものもありますから決めつけることはできませんが…。

- 転移性腫瘍と癌性リンパ管症との共存が見られることもしばしばで、純粋にランダムとか、リンパ路とかの区別が困難だったりもします。逆に、びまん性に拡がる粒状影に広義間質の肥厚があれば、結核は考えにくいのでこちらかな、と推測することはできるでしょう。

| 小葉中心性粒状影 | 小葉中心部・辺縁部に存在する粒状影 | **ランダム分布の粒状影** | 結節影・腫瘤影 | 気管支拡張像 |

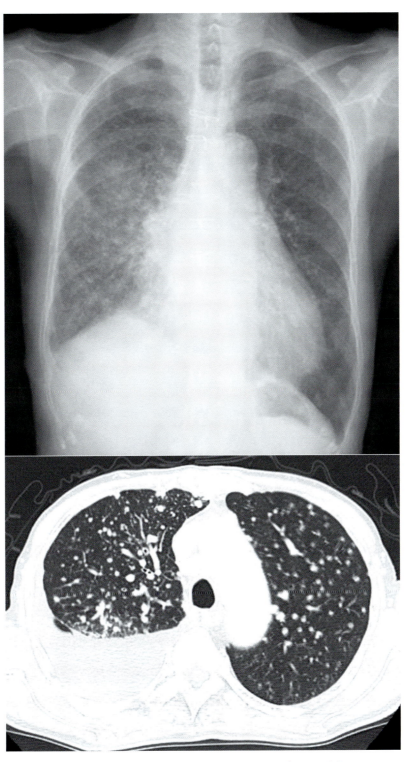

肺転移（大きさが不ぞろいの粒状影がランダムに分布）

5 CTで飛び飛びに白くなる病態

ランダム分布の粒状影③
粟粒結核

- 粟粒（ぞくりゅう）結核とは、結核菌が血行性に多くの臓器に播種し、粟粒大の病変を作ったものです。
- 結核のリスクファクターを覚えておられるでしょうか。主に細胞性免疫が低下するような状況です。

> - 多量喫煙
> - 糖尿病患者
> - 胃切後患者
> - AIDS
> - 他の血液疾患
> - 他の担癌患者
> - 人工透析
> - ステロイド治療
> - 免疫抑制薬治療
> - 珪肺患者

- こういう基礎があるとあやしい。担癌状態に関しては、転移性肺腫瘍のリスクでもありますが…。
- 粟粒結核の陰影はまさに「粟粒（あわつぶ）」。びまん性の小粒状影が多数散らばって（ランダム分布）見えます。
- 粟（あわ）、って若い人はご存じないかも。雑穀の一種ですが、日常食べることがあまりないですからね。鳥のエサ、というとおわかり頂けるでしょうか。米粒（5mm大）よりは少し小さい、1〜3mm大の粒です。
- すなわち粟粒結核においては、**いわゆる小葉中心性粒状影やリンパ路に存在する粒状影（これらは5mm大）より小さな**、比較的粒のそろった微細な粒状影が特徴なのです。

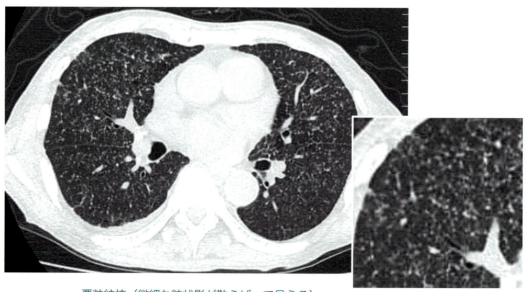

粟粒結核（微細な粒状影が散らばって見える）

結節影・腫瘤影
結節影・腫瘤影の定義

- 粒状影がようやく片づき、飛び飛びの陰影は結節・腫瘤を残すのみとなりました。この章の冒頭で紹介した、大きさで分ける定義によれば、

  - **粒状影**　径 5mm 以下
  - **結節影**　径 5mm ～ 3cm
  - **腫瘤影**　径 3cm 以上

  となっています。

- **粒状影**はこれまで学んできたように、細気管支やリンパ路に代表される**管状構造物内に病変が出来ることで生じる陰影**です。したがって、基本的には大きさに限りがあるハズなのです。

- 一方、ある程度以上の大きさに発育する**結節影**や**腫瘤影**は、**そういう構造物を越えて、あるいは破壊して大きくなっている**、ということになりますから、基本、破壊性のある腫瘍性病変が考えやすいですね。

- 上記の分け方は、主に真っ白な「いかにもカタマリ」という陰影についての分類ですが、最近は CT 健診で、せいぜい粒状影～結節影程度の大きさの限局したすりガラス影が発見されることも増えています。

- 限局したすりガラス影は、**GGO**（ground-glass opacity）と呼ばれたりして、いわゆるびまん性に拡がるすりガラス影（≒間質性肺炎）ではない、腫瘍性病変を表す所見として扱われています。(236 ページ)

- いずれにしても、限局した病変がある程度以上の大きさになるということは、腫瘤を形成するということであり、良性か悪性かの鑑別が重要になります。まずは悪性を示唆する画像所見について、次のページで解説します。

5 CTで飛び飛びに白くなる病態

悪性を示唆する所見①
スピキュラ、胸膜陥入像

- 結節影、腫瘤影というからには、膨らんでいる様子が見てとれるハズです。ちょっと復習しましょう。
- 陰影の辺縁が外向きに凸であること（例外あり、後述）。で、ある程度の大きさがあり、限局していること。このあたりが結節影、腫瘤影の特徴であると言えるでしょう。
- 悪性を示唆する所見は、
  - 全周性に辺縁が不整
  - スピキュラ形成
  - 胸膜陥入像
- **特にスピキュラや胸膜陥入像が複数あると、原発性肺癌を示唆する**といわれています。

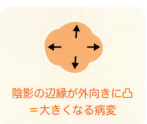

陰影の辺縁が外向きに凸
＝大きくなる病変

スピキュラ

- **スピキュラ**（spicula）は結節の周りに出ているトゲトゲみたいな所見で、病変辺縁の線維化、周囲の結合組織やリンパ管内への浸潤を示すといわれています。扁平上皮癌や腺癌など、原発巣でよく見られますが、転移巣ではあまり見られません。

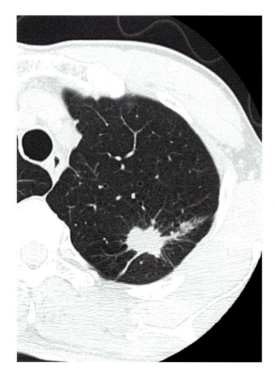
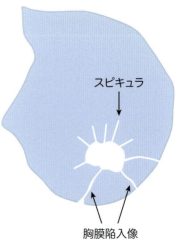

スピキュラ

胸膜陥入像

| 小葉中心性粒状影 | 小葉中心部・辺縁部に存在する粒状影 | ランダム分布の粒状影 | 結節影・腫瘤影 | 気管支拡張像 |

胸膜陥入像

- 一方で、結節影や腫瘤影に相当する大きさであっても、**腺癌**の場合、内部に線維化による収縮機転を来し、陰影の辺縁が内向きに凸になることが見られます。収縮に伴って周囲の組織が引っ張り込まれますが、近くの胸膜を引っ張り込んだものを**胸膜陥入像**といいます。
- これは1枚の胸膜を結節が引っ張り込んでいるので、1本の線に見えるのですが、その部分は胸膜が二重になっています。そのためか、図のように少し分厚く見えることも経験されます。

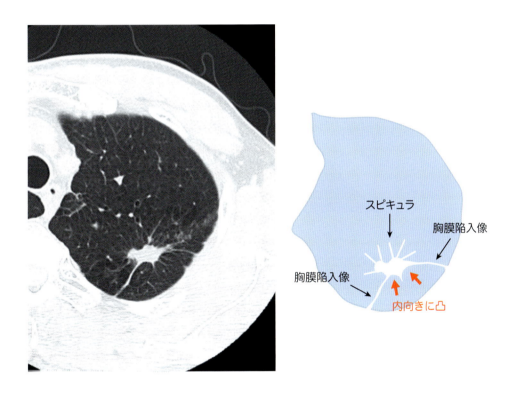

- 線が薄く見える場合は、胸膜に到達したスピキュラと見分けがつかないこともありますが、実用上は、結節から線が出ていて胸膜に到達していたら、「胸膜陥入像」と言っておけば問題ないと思います。

5 CTで飛び飛びに白くなる病態

悪性を示唆する所見②
ノッチ（notch）

- 悪性を示唆する所見としてもう1つ触れておきたいのは、**ノッチ（notch）**です。
- notchとは「切れ込み」という意味で、腫瘤の辺縁が凸凹、特にポコンと凹んでいるところを指しています。「分葉状」と呼ばれることもあります。

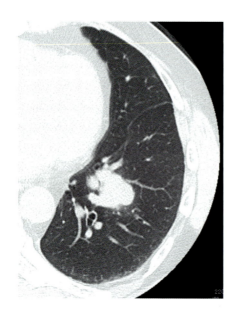
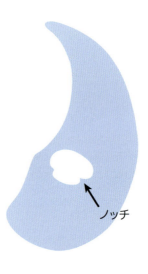

ノッチ

- 機序としては、**癌の不均等な発育によって腫瘤の辺縁にみられる凸凹**、と説明されます。癌の起源は1個の細胞でも、その遺伝子は不安定であり、細胞分裂を繰り返すうちにどんどん突然変異を起こして、結果きわめて不均一な細胞集団になっています。そのため、部分部分で増殖速度が異なり、凸凹になってくるのです。

- また、ノッチの凹んでいる部分にちょうど血管や気管支といった構造物が観察されることがあります。そういう構造物はさすがに癌の進展を多少せき止めているのでしょう。

- ノッチが見られるのは原発性肺癌（特に**扁平上皮癌**や**小細胞肺癌**）、またはある程度の大きさになった転移性肺腫瘍です。

結節・腫瘤の特徴的所見①
空洞形成

- 結節や腫瘤影で、内部に孔があいて空気が入っている空洞を見かけることがあります。

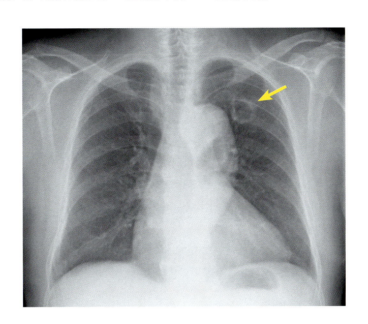

- 空洞を形成するに至る機序は、

　①結節（腫瘤）内の組織が壊死して、
　②壊死物質が気管支から流出して、
　③結節（腫瘤）内に孔があく。

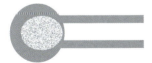

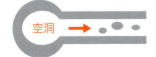

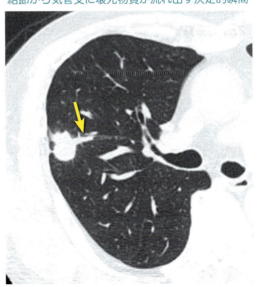

結節から気管支に壊死物質が流れ出す決定的瞬間

5 CTで飛び飛びに白くなる病態

- したがって、

  ①結節（腫瘤）内部が壊死する性質を持つ
  ②結節（腫瘤）内部が気管支と交通している

  ような疾患であれば、空洞形成する可能性があるのです。

- 具体的には、①は悪性腫瘍や、乾酪壊死巣を形成する抗酸菌感染症、膿瘍など、②は気管支内腔から発生した疾患が当てはまります。

空洞病変の鑑別診断

- 扁平上皮癌
- 肺結核症
- 肺非結核性抗酸菌症
- 肺膿瘍
- 肺真菌症
- 多発血管炎性肉芽腫症（GPA）

- たとえば、同じ肺の悪性腫瘍でも、**扁平上皮癌**は気管支上皮由来ですから、気管支内に病変ができます（＝気管支と交通している）が、**小細胞癌**は気管支の外にある神経内分泌細胞由来ですから、普通、気管支の外にできます。
- したがって、扁平上皮癌では空洞形成しやすいのに対し、小細胞癌では空洞形成はあまり見られません。

結節・腫瘤の特徴的所見②
CT angiogram sign

- 普通「腫瘤」を形作るのは悪性腫瘍、肺でいえば肺癌が多いです。で、肺癌の場合、腫瘤の内部は壊死したり叩きつぶされたりで、元々ある血管がそのまま残っていることは少ない。
- そんなわけで、造影 CT を撮ると、腫瘤内は中央部に壊死を伴い、**周辺部の新生血管が多いエリアが造影されている**ような陰影がよく見られます（左図）。

毛細血管が造影された腫瘤

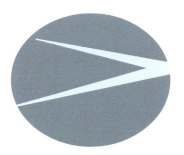
CT angiogram sign

- それに対し、腫瘤内部にある構造物がつぶされてしまわないような、リンパ腫、リンパ増殖性疾患、浸潤性粘液産生性腺癌などでは、**造影した血管がきれいに元の形のまま写ります**。このような所見を、CT angiogram sign というのです（右図）。
- これが見られるということは、組織の破壊を伴っていない、ということになります。

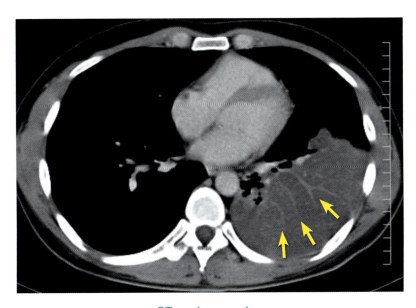
CT angiogram sign

5 CTで飛び飛びに白くなる病態

良性を示唆する所見①
石灰化

- 以下の所見は、いずれも良性（あるいは活動性が低そうな）病変を示唆します。
  - **全周性に辺縁が整（ツルツル）**
  - **スピキュラなし**
  - **胸膜陥入像なし**
  - **ノッチがない、あるいは浅い**

- 上記以外に良性を示唆する所見として、**石灰化**があります。石灰化は縦隔条件で真っ白（骨と同じ密度）に見える部分で、良性腫瘍でよく見かけます。

- ただ、胸部CTの知見が集積されるにつれ、悪性であっても石灰化を内部に含む結節が経験されるようになってきました。たとえば、陳旧性の結核腫（石灰化あり）のような変性した部位は発癌しやすく、しばしば肺癌が発生しますが、その場合、

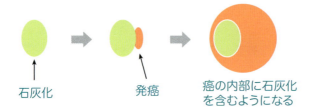

石灰化　　発癌　　癌の内部に石灰化を含むようになる

こんな感じで癌の内部に石灰化を含んでしまうのです。この場合の石灰化は、端のほうに存在することになります。

- すなわち、結節の端の石灰化はむしろ悪性であったりします。それに対して**良性の石灰化は偏りがなく**、中心性、層状、輪状、全体的（びまん性）、ポップコーン様に見られるとされています。

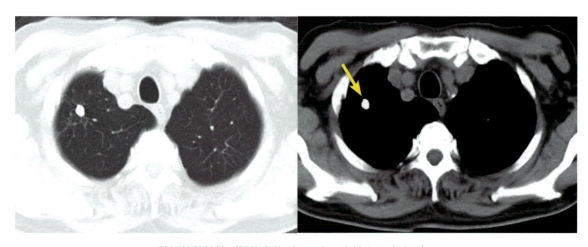

陳旧性肺結核（結節全体が石灰化＝良性を示唆する）

良性を示唆する所見②
halo sign

- halo とは、暈(かさ)（太陽に薄い雲がかかったときに、その周りに見られる光の輪）とか、後光・光輪（聖像を囲む光の輪）といった意味で、胸部画像的には「中心の濃い陰影周囲に見えるすりガラス影」のことをいいます。

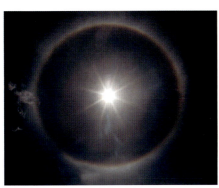
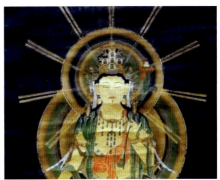

- 当初は侵襲性アスペルギルス症で報告され、特徴的といわれたこともありました。しかしその後、多くの疾患で見られることがわかってきたために、最近ではことさらに特別扱いされることもなくなってきたようです。

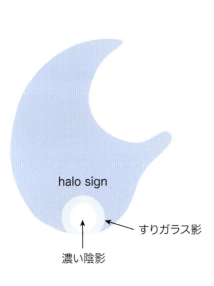
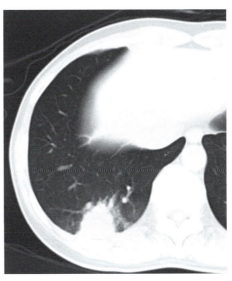

- 理屈としては、中心部に血管が豊富、あるいは出血しやすい病変（濃厚な陰影）があり、その周囲に限局性に肺胞出血が生じてすりガラス影として見える、というものです。他の halo sign を来す疾患（腫瘍など）では、腫瘍細胞や炎症細胞の浸潤なども機序として考えられています。

5 CTで飛び飛びに白くなる病態

限局性すりガラス影
GGO の鑑別診断

- 結節、腫瘤といった限局性の陰影について取り上げましたが、昨今よく見かける「**限局性のすりガラス影**」についてもここでまとめておこうと思います。
- 限局性のすりガラス影は、よほど大きいもの以外は胸部X線写真で発見されることはなく、CTで発見されることがほとんどです。健診やスクリーニングで胸部CTを気軽に撮れるようになったことから、よく見つかるようになってきたわけです。
- そのため長期予後、経過などについて十分なデータが蓄積されていないのですが、現時点での、「まあ、こうじゃないかな」という考え方をご紹介したいと思います。

- 多くが間質性肺炎の存在を表すびまん性のすりガラス影と異なり、特に大きさの限られた限局性のすりガラス影は **GGO（ground-glass opacity）** と呼ばれます。
- GGOにはいろいろな疾患が含まれています。細気管支肺胞上皮癌や腺癌といった悪性疾患、それに異型腺腫様過形成と呼ばれる、癌の前駆病変と考えられているもの、さらには炎症性の病巣などなど。それだけに鑑別が重要なのですが、これがなかなか難しい。特に小さなものであればあるほど、CTの分解能の問題もあり、いわゆる「性状」がわかりにくいのが現実です。

径5mm未満のGGO

- この大きさでは、先に述べたような辺縁の性状や、随伴所見などはよくわかりません。そのため、それらの所見から良性・悪性を鑑別することは困難になります。
- この大きさのものには**多くの炎症性病変や良性病変が含まれます**。仮に悪性であっても、すりガラス影を呈するのは上皮内腺癌が多く、**急速に増大したりstageが変わったりすることはほぼない**と考えられています。
- したがって、限局性すりガラス影で径が5mm未満のものは、半年～1年後に経過観察CT、とされることが多いようです。それで消えればよし、そのままであれば引き続き経過観察、といったところですね。

径5～10mmのGGO

- この大きさでも、やはり辺縁の性状などの認識は困難です。ただ、純粋なすりガラス影であれば、多くは悪性であっても**上皮内腺癌**、あるいは**異型腺腫様過形成**（atypical adenomatous hyperplasia：AAH）と呼ばれる、癌の前駆病変と考えられているものであり、予後は良好であると考えられます。
- したがって、限局性すりガラス影で径が5～10mmのものは、まず3～6ヵ月後にCTで経過観察を行い、その経過によって（残存があれば）さらに12、24ヵ月後にCT

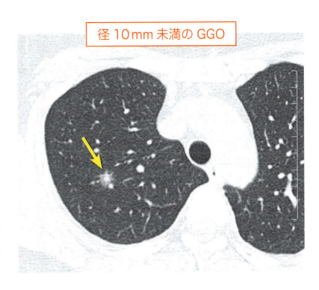

径 10 mm 未満の GGO

を撮影、増大傾向があればその時点で VATS による生検を行う、という対応がされていることが多いようです。

径 10 mm 以上の GGO

- 限局性すりガラス影で径が 10 mm 以上のものは、経過観察されることもありますが、純粋なすりガラス影ではなくて中心部が濃厚な陰影、言ってみれば**すりガラスの中心部に芯があるような陰影**、あるいは血管が収束してくる傾向にあるような陰影は**進行癌**であると考えられ、VATS などによる外科的生検が望ましいといわれています。

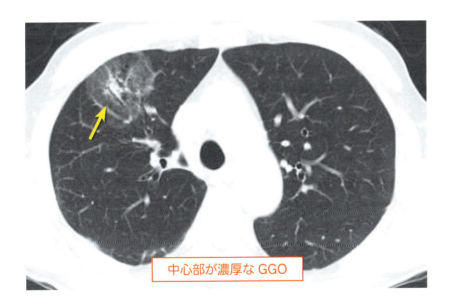

中心部が濃厚な GGO

- 内部が solid な、つまりしっかりと詰まった結節影でこの大きさであれば、FDG-PET と造影 CT を撮影することが推奨されますが、すりガラス影の場合は細胞数が疎、というか少ないために、10 mm 以上の大きさのものでも FDG-PET でしっかり光ることが少ないのですね。原発巣そのものよりも、リンパ節の評価には使えるかもしれませんが。
- なお、solid なものでも 10 mm 未満の大きさの結節影は FDG-PET 陽性とはなりにくいので、FDG-PET の積極的な適応としては、内部が詰まった径 10 mm 以上の結節ということになるのかなと思います。

5　CTで飛び飛びに白くなる病態

肺の辺縁に存在する結節影・腫瘤影
extrapleural sign

- 結節や腫瘤が肺の辺縁部に存在する場合、それが本当に肺の中にあるものか、あるいは肺の外（胸腔内）にあるものなのか、どうやって判断したらいいでしょうか。これにはある程度目安になる方法があります。
- 肺の中にある病変は、図のように成長します。元々丸い病変が大きくなって、端っこで胸膜に接する。そのとき**胸膜に接する病変の角度は、鋭角**になります。
- 一方、胸膜病変など肺外の病変は、肺を外から圧す感じで成長しますので、**胸膜に接する病変の角度は鈍角**、というか開いてきます。
- そこで、肺の辺縁部にあって胸膜に接する陰影を見たときには、その接する角度を見ます。角度が開いている場合、肺外の病変であると判断され、**extra-pleural sign** ＝（臓側）胸膜の外、と呼びます。

それに対して肺内の陰影を intrapleural sign と呼ぶことがありますが、あまり一般的な用語ではないようです。

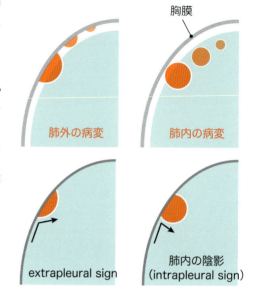

胸膜に接する角度を見る

- この症例は、陰影の辺縁が胸膜からなだらかに立ち上がっている感じがおわかり頂けるかと思います。

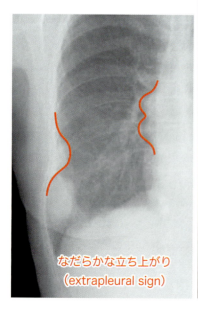

なだらかな立ち上がり
（extrapleural sign）

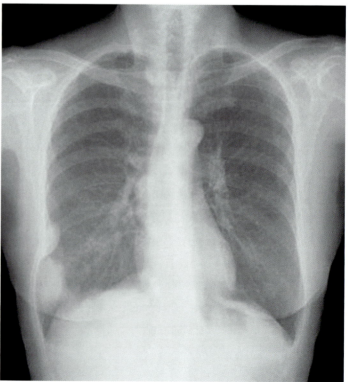

| 小葉中心性粒状影 | 小葉中心部・辺縁部に存在する粒状影 | ランダム分布の粒状影 | 結節影・腫瘤影 | 気管支拡張像 |

◆ これは別の症例です。正面像では陰影の辺縁がハッキリしませんが、側面から見ると、胸膜から鈍角に立ち上がっているのがわかります。

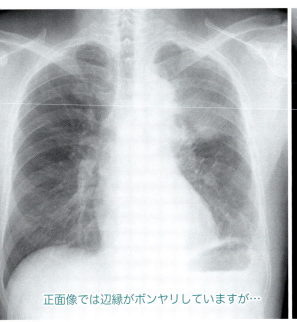

正面像では辺縁がボンヤリしていますが…

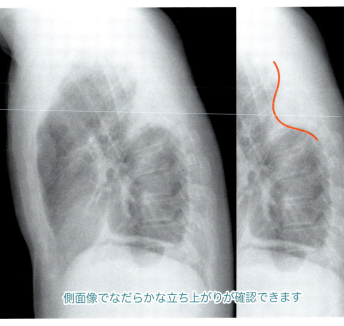

側面像でなだらかな立ち上がりが確認できます

◆ 陰影の境界線が見えるためには、右図のように、境界の部分が接線になっていなくてはなりません。

◆ この形、何かに似ていますね。そう。乳房です。ちょっとアレですが、覚えやすい例えとして、乳房上部はなだらかに立ち上がっているので接線が生じず線が見えない、乳房下部は接線が生じるのでクッキリと線が見える、と覚えましょう。ある学生さんは上〇〇サイン、下〇〇サインと命名されて、「もう絶対忘れません」とのことでした…（あくまで参考としてご理解ください）

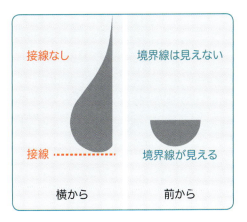

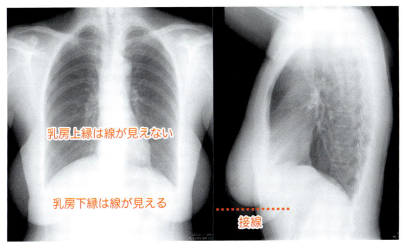

乳房上縁は線が見えない

乳房下縁は線が見える

接線

5 CTで飛び飛びに白くなる病態

紛らわしい陰影
乳房に惑わされて…？

前項で乳房に関連する話が出てきたので、乳房に惑わされる話… といっても、男性諸氏が惑わされる、外見のお話ではございません。

- 前ページ下の写真でご覧頂いたとおり、乳房、特に厚みのある（胸厚な）ケースでは、軟部組織がX線を多く吸収し、特に下肺野において肺野濃度の上昇（何となく白っぽく見える）として見えることが経験されます。たとえば、こんな感じです。

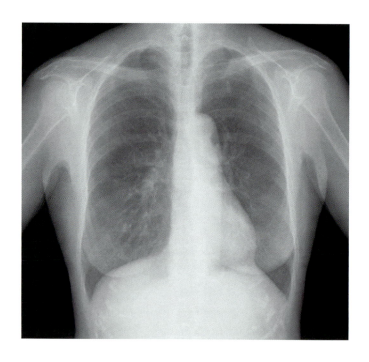

- 両側下肺野の濃度が上昇しています。初学者の学生さんなんかはよく惑わされて「両側下肺野にすりガラス影が…」なんて口走りがちなのですが、少し慣れるとすぐにわかるものです。見るべきポイントは次の通りです。

対称性と位置

- 通常、乳房は左右ほぼ同じ高さに、同じような大きさで位置します。「実際は左右差があるんですよ」という声があることは承知しておりますが、あくまで画像上の話です。乳癌の術後などでは、画像でもわかるほど左右差が出ますけれども…。
- 胸部X線写真では両側下肺野、やや外側よりに存在する高吸収域として認識されます。位置に関しては個人差が大きく、軟部組織の質量が大きいほど、また高齢になるほど、下部に位置することはおわかり頂けるかと思います。

- 左ページと同じ症例を横から見ると、こうなります。軟部組織の厚みが、他部位の倍近くあるわけです。

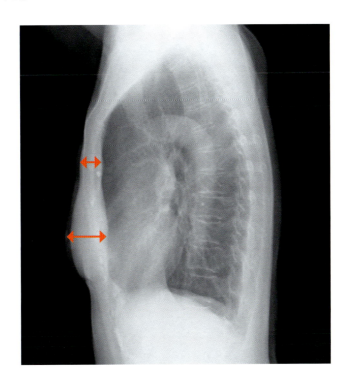

乳房下縁の線が肺野からはみ出す／線を境に肺野濃度が戻る

- 右図の点線は、乳房下縁の接線による空気との境界線です。個人差はあるものの、しばしばこの線は**肺外の軟部影にまで及び**、肺内の陰性ではないことを示唆します。
- 乳房下縁の線が横隔膜よりも上にある場合、肺内の陰影との鑑別は容易です。線を境に濃度が急に高くなり、上に行くにしたがって濃度が低下していきます。
- 両側下肺野の濃度が上昇しているといえばIPFなど間質性肺疾患を想起しますが、その手の疾患では、横隔膜直上の陰影が最も強いことが多いものです。
- 一方、乳房による濃度上昇は、**乳房下縁より下は正常の濃度に戻る**ので鑑別は容易です。

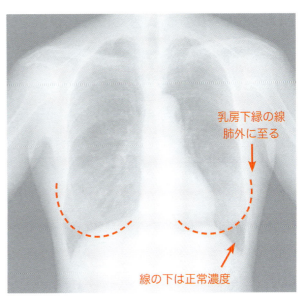

乳房下縁の線 肺外に至る

線の下は正常濃度

5 CTで飛び飛びに白くなる病態

- では、乳房下部が横隔膜よりも下だったら、どう判断するか。たとえばこちら。下肺野の濃度が上昇しているようにも見えるけど… どうでしょう？

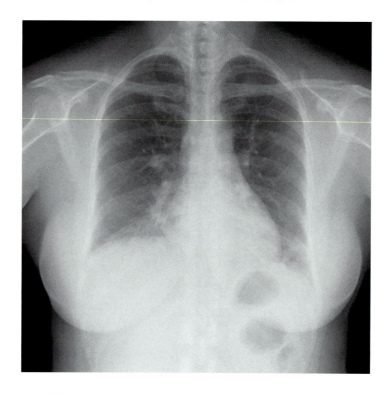

- この症例では、横隔膜が少しぼやけている⇒シルエットサイン陽性、と考えられますので、下肺野の横隔膜付近に陰影があると判断しました。

側臥位で撮影すると乳房の位置がズレて白くなる部位が変わる

- CT撮ったらわかるでしょ！ ということで撮ってみたのがこちら。
- 確かに、両側横隔膜直上にすりガラス影を認めます。それはそうですが、すぐにCTが撮れない状況もあるわけで、そういう場合は側臥位で撮ってみましょう。乳房の位置＝濃度の高い箇所が移動しますので、それとわかります。
- なお、間質性肺疾患の存在を疑う場合には、聴診上 fine crackles の存在を確認します。fine crackles がなければ可能性は低いと考えていいでしょう。

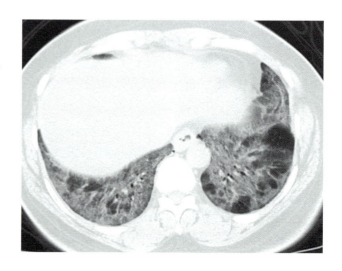

気管支拡張像①
気管支拡張症とは

- 黒くなる、あるいは白くなる、と単純にいかない病態があります。第3章で蜂巣肺（160ページ）などを紹介してきましたが、あと少し。

- <u>気管支拡張症</u>は気管支が拡張する疾患です。画像所見に触れる前に、なぜ気管支が拡張するのか、そのメカニズムについて考えてみましょう。

- **気管支壁が感染などで破壊され、修復の過程で拡張する**のです。原因となる疾患としては幼少期の細菌性肺炎や麻疹、百日咳などが知られていますが、最近は小児にも手当たり次第に抗菌薬を使われるので、そういった例は少なくなっているようです。

- 成人では慢性炎症、特に肉芽腫を作る抗酸菌感染や、アレルギー性気管支肺アスペルギルス症（ABPA）などで生じます。かつては結核菌によるものが多かったのですが、最近では**非結核性抗酸菌による慢性感染が原因となることが多い**ようです。

- それ以外にも先天性に気管支が脆弱であったり、線維化によって気道壁が破壊されたり、という原因もあります。幼少期は粘膜が未熟で弱いために、急性の炎症でも気道壁が破壊されます。

- 成人の抗酸菌感染症における気管支拡張のメカニズムを下図に示します。まず、慢性の炎症を反映して、気管支粘膜が肥厚します。で、そういう慢性感染症のうち<u>肉芽腫</u>を作るもの（これがやはり抗酸菌が多い）が、気管支粘膜の直下に肉芽腫を作ってきます。その肉芽腫が、粘膜周囲の平滑筋や気管支軟骨を破壊すると言われています。

気管支粘膜　平滑筋・軟骨
細菌感染　肉芽腫

気管支壁に感染などによる慢性炎症が生じる　粘膜直下に肉芽腫が生じ粘膜が肥厚する　肉芽腫により気管支軟骨や平滑筋が破壊される　破壊と修復の過程で気管支壁が伸びる

- こうして気管支の構造が破壊され、それが修復される過程で気管支壁がビロンビロンに拡がる、というか、ゆるんでくる。それで気管支の径が拡張してしまうのです。
- **壁の肥厚と径の拡張によって、普段は見えないはずの気管支（の壁）が可視化**され、よく見えるようになってくるのが気管支拡張症の画像所見です。

5 CTで飛び飛びに白くなる病態

気管支拡張像②
signet ring sign

- 壁の肥厚と径の拡張によって、普段は見えない、または見えにくい気管支（の壁）が可視化され、よく見えるようになってくるのが気管支拡張症の画像所見です。
- 本来、気管支と伴走する肺動脈の径はほぼ同じです。ところが、気管支が拡張してくると、伴走する血管よりも気管支の径が太くなります。

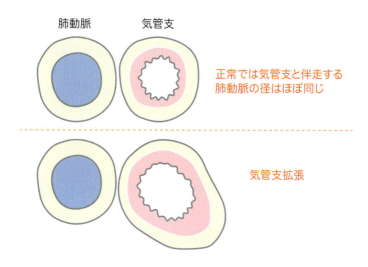

- この様子を胸部CTの短軸方向で切って観察すると、<u>血管よりも明らかに太い気管支</u>が認識できます。血管は中に血液（水濃度）が入っていますから真っ白な円として見え、気管支は中を空気が通っていますからドーナツ、あるいは輪っか（リング）のように中が黒く見えます。
- そのリングが伴走する血管（真っ白な円）よりも明らかに大きいと、あたかも指輪のように見える、ということから **signet ring sign** という用語ができました。1.3倍以上の差があると、ヒトの眼には明らかに大きく見えるそうで、病理学的な気管支拡張の定義は1.3倍、ということです。

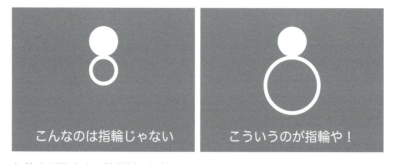

気管支が伴走する肺動脈と比較して明らかに径が大きいとき（病理学的には1.3倍以上）を拡張とする

図の右側、これこそが指輪であります。宝石は指を入れる部分よりも圧倒的に小さいもの。間違っても世の女性の皆さんは、左側のごとき指輪を男性におねだりしないように！

- 実際の画像はこんな感じです。

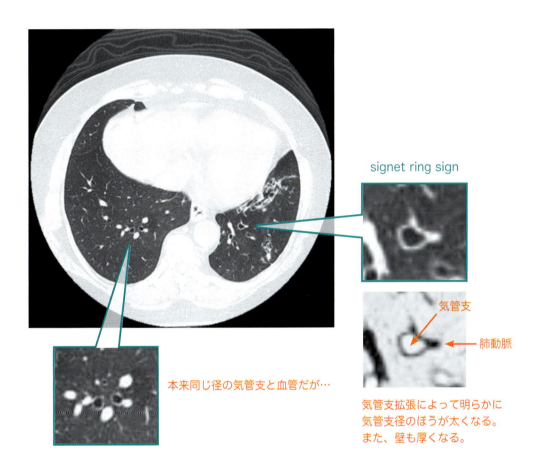

- この症例は、右肺は正常、すなわち血管径と気管支径が同等ですが、左肺は気管支拡張があり、拡張部で signet ring sign が見られます。指輪が少し歪んでますが…。

5 CTで飛び飛びに白くなる病態

気管支拡張像③
トラムライン (tram line)

- Signet ring sign は、拡張した気管支を短軸方向に切ったときに見える像です。では、長軸方向に切ると、どんなふうに見えるか。気管支の中には空気が通っていますので、長軸方向に切ると、対面の壁が平行に走る2本の線として見えます。

- 以前にも書いたように（147ページ）、気管支はよっぽど中枢の、壁厚が0.5mm以上ある場所以外は通常は見えません。中枢レベルの太い気管支は、平行に走る2本の線として認識されます。

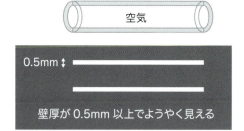

- ところが気管支拡張症では、中枢でもない場所に「平行に走る2本の線」が見えてきます。それを昔の人は「電車の軌道（= tram line）のようだ」と思ったのでしょう、その見た感じがそのまま用語となったようです。

- 実際は、破壊と修復の過程を反映して、多少デコボコ、ガタガタしていることも多く、きれいな電車の軌道というわけにはなかなか参りませんが…。

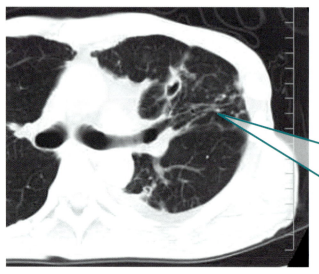

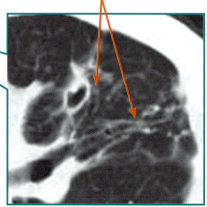

平行に走る2本の線たちがクッキリ見える。

気管支拡張像④
アレルギー性気管支肺アスペルギルス症（ABPA）について

- 気管支拡張症の原因として最近ちょくちょく見かける、アレルギー性気管支肺アスペルギルス症（allergic bronchopulmonary aspergillosis：ABPA）について、少し説明しておきます。
- ABPAは平たくいうと、肺内に住み着いたアスペルギルスによってアレルギー性の炎症が起こり、喘息症状が生じて、かつ気管支拡張など肺の破壊が進行する疾患です。
- 最近ではアスペルギルス属以外の真菌でも似たような病態を呈することが報告されていて、**アレルギー性気管支肺真菌症**（allergic bronchopulmonary mycosis：ABPM）と総称されることもあります。

- 特徴的な画像所見として、拡張した気管支の中に**粘液栓**といわれる、痰のカタマリが貯留してできた棍棒様の陰影が見られます。気管支拡張は上肺野優位で、比較的中枢の気管支に多く見られます。

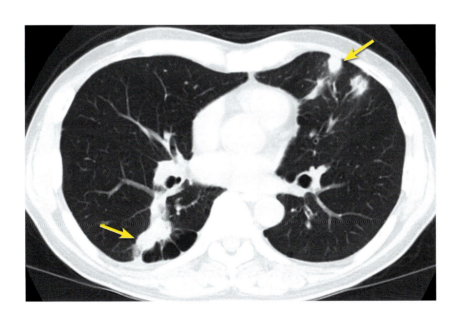

- 拡張した気管支の先に粘液栓が見えることもありますが、図のようにトラムラインなどの気管支拡張所見がなく、粘液栓だけが見えることも多く、その場合は気管支と同じような走行で、分岐しているところが見えたりすることから粘液栓と判断します。

第6章
読影クイズ

6 読影クイズ

これまでの読影ポイント総まとめ

最後に、具体的な読影の流れをまとめて示します。実際の読影時にはこのような順番で、このようなことを考えながら読影しましょう。ササッと鑑別を挙げられるように、あくまで、代表的・典型的な鑑別診断を示しておきます。もちろん例外は多々あるものです。

1 撮影条件　☞ 11 ページ

- 通常は立位正面で撮られているはずですので、確認します。ポータブル写真 AP 像（坐位、臥位）では評価がしにくいところがありますから注意。正面性も評価します。

2 パッと見たときの、胸郭の左右対称性　☞ 32 ページ

- 非対称な場合、胸部疾患の既往を確認します。高齢患者さんなら、結核による手術療法の既往、結核性胸膜炎の既往。結核以外の胸部外科手術歴も確認します。
- その他多いのは側弯をはじめとする、胸郭の変形によるものです。はじめに身体診察をしていれば、ある程度推測されるはずですね。
- 肺野に異常があって左右非対称である場合は、一旦置いておいて後に評価しましょう。

3 横隔膜の高さ　☞ 32 ページ

- **横隔膜挙上**：肺が縮む疾患、または横隔膜が押し上げられる状態。
  - 片側で、肺野に真っ白な陰影 ➡ 無気肺
  - 片側で、肺に異常陰影なし ➡ 肺切除術後、あるいは胸郭変形
  - 片側で、縦隔リンパ節（肺）に腫脹 ➡（腫瘍による）横隔神経麻痺
  - 片側または両側、上葉優位の粒状影、空洞を伴う結節影、気管支拡張像、横隔膜不鮮明化 ➡ 抗酸菌感染症
  - 両側、ときに片側優位、すりガラス影、網状影、蜂巣肺 ➡ 線維化
  - 両側、肺に異常陰影なし、肥満 ➡ 腹部臓器、脂肪による横隔膜挙上

- **横隔膜低位**：肺が膨張する疾患、または横隔膜が押し下げられる状態。
  - 片側、胸郭の拡大、虚脱した肺 ➡ 緊張性気胸
  - 両側、肺野が黒い、滴状心 ➡ COPD（肺気腫）

- 肺野に陰影があったりして横隔膜が見えていない場合は、位置の評価ができませんが、左であれば胃泡の位置から評価可能です。胃泡と肺の間が 1cm 以上開いていたら、胸水の存在を意識し、肋骨横隔膜角を確認しましょう。

4 骨軟部陰影　☞ 28 ページ

- 骨折、溶骨、皮下気腫などを確認します。

5 気管偏位・縦隔気腫・傍気管線　☞ 42・58・48 ページ

- 気管の左右肺野に濃度上昇がある ➡ 気管の偏位を評価
- 気管が偏位している側に濃度上昇あり ➡ 無気肺
- 気管が偏位している反対側に濃度上昇あり ➡ 胸水、巨大腫瘤
- 気管の偏位があるのに異常影なし ➡ 肺切除術後、胸郭変形、側弯
- 傍気管線消失 ➡ 気管の右隣に接する病変（縦隔リンパ節腫脹や縦隔腫瘍など）
- 奇静脈が目立つ所見はあまり見られないので、省略されがちです。

6 気管分岐角の開大　☞ 56 ページ

- 主気管支が上向きに凸、まっすぐ（圧されている）➡ 気管分岐下リンパ節腫脹
- 主気管支が下向きに凸（引き上げられている）➡ 上葉の容積減少（上葉切除術後、上葉の線維化、抗酸菌感染症など）

7 肺動脈径の拡大　☞ 60 ページ

- 外向きに凸 ➡ 肺門リンパ節腫脹、両側（BHL）だとサルコイドーシスっぽい
- 比較的まっすぐ ➡ 肺動脈拡張

8 大動脈弓～ A-P window ～下行大動脈　☞ 51・53 ページ

- 肺野陰影があれば、各々の線とのシルエットサインの有無を確認します。
- A-P window 突出 ➡ 縦隔リンパ節腫脹

9 心陰影　☞ 78 ページ

- 肺野陰影があれば、心陰影とのシルエットサインの有無を確認します。
- 心胸比＞ 50％であれば心不全の可能性あり、両側胸水やカーリーの B 線を探します。
- 他に滴状心などの位置異常、裏に隠れた陰影などをチェックします。

6 読影クイズ

🔟 肋骨横隔膜角が鈍　☞ 81 ページ

- 両側 ➡ 心不全、腎不全など。COPD でも鈍化します。
- 片側 ➡ 肺癌、中皮腫、結核性胸膜炎、細菌性胸膜炎など、胸膜疾患の鑑別多数。

11 肺野の陰影　☞ 85 〜 92 ページ

- まず陰影の場所を確認します。片側か両側か、中枢か末梢か、上肺野か下肺野か、びまん性（肺全体）か、など。シルエットサインも利用し、できる限り場所を同定します。

- **コンソリデーション**（エアブロンコグラムを伴う、肺容積が不変、辺縁がしばしばシャープ；144 ページ）➡ 細菌性肺炎、粘液産生性細気管支肺胞上皮癌、他の肺胞を埋め尽くす疾患。

- **すりガラス影**（血管影が透見できる薄さ；151 ページ）➡ 間質性肺炎、心不全、肺胞出血、肺胞蛋白症。肺胞性疾患でも肺胞内に含気が残っていることを意味する。牽引性気管支拡張や横隔膜挙上を伴っていれば、線維化を伴う間質性肺炎。

- **無気肺**（気管を引っ張り込む、横隔膜を挙上させる真っ白の陰影、エアブロンコグラムなし；131 ページ）➡ 気管支病変。中枢の病変検索のために気管支鏡検査を行う。

- **胸水**（気管を圧す真っ白の陰影；126 ページ）➡ 胸膜疾患。胸水は抜いて性状を調べ、培養、細胞診を行う。

- **カーリーの B 線**（広義間質の肥厚像；189 ページ）➡ 心不全（肺水腫）、急性好酸球性肺炎、サルコイドーシス、癌性リンパ管症、リンパ増殖性疾患。

- **粒状影**（径 5mm 未満の飛び飛びの陰影；195 ページ）➡ 小葉中心性（細気管支病変）か、リンパ路（リンパ増殖性の疾患）かの鑑別が必要。

- **結節影・腫瘤影**（径 5mm 以上の飛び飛びの陰影；227 ページ）➡ 空洞の有無、辺縁、スピキュラ、胸膜陥入像、石灰化などを確認する。

- こうやってまとめてみて改めて思うのは、胸部 X 線写真の読影においては、「肺野以外」の情報がとっても大事である、ということですね。

それでは、これらのことを踏まえた上で、実際の症例で読影の練習をしてみましょう。

読影クイズ 初級 中級 上級

症例 1

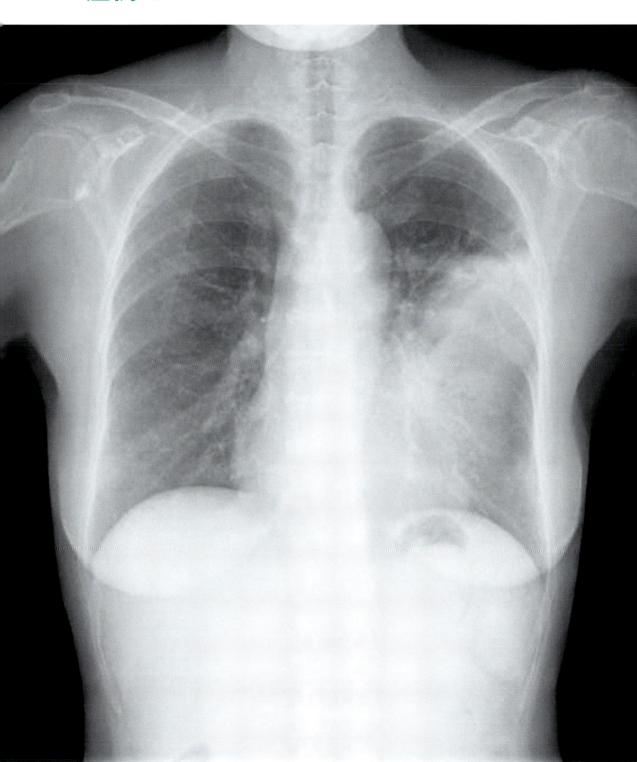

6 読影クイズ

［症例 1 の読影］

1 撮影条件：立位正面。

2 パッと見、左右対称。

3 横隔膜の高さ：正常範囲。

4 骨軟部陰影：異常所見なし。

5 気管偏位なし、縦隔気腫なし。傍気管線はハッキリ見えます。

6 気管分岐角開大なし。

7 肺動脈径拡大なし。

8 大動脈弓～ A-P window ～下行大動脈はしっかり追えます。

9 心陰影：**左3弓～4弓シルエットサイン陽性**、心拡大は明らかにはなさそうです。

10 肋骨横隔膜角は両側鋭。

11 肺野：左中下肺野に、左3弓～4弓シルエットサイン陽性、すなわち**左上葉（特に舌区）のエアブロンコグラムを伴う**べったりとした白い陰影を認めます。気管や横隔膜の動きはなく、肺容積に変化はないので**コンソリデーション**と考えられます。

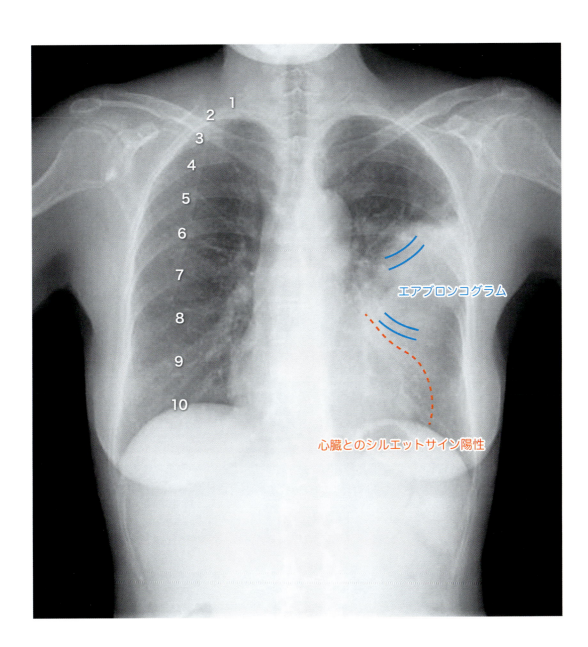

[診断]

- 胸部CTでも、エアブロンコグラムを伴うコンソリデーションで間違いないようです。辺縁は割とハッキリしています。まず第一に**細菌性肺炎**を疑う所見です。
- 本症例では急性の咳、痰、発熱、呼吸困難あり、細菌性肺炎と診断しました。

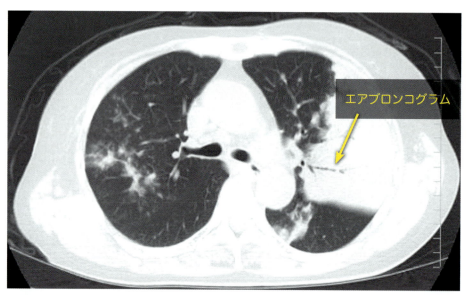

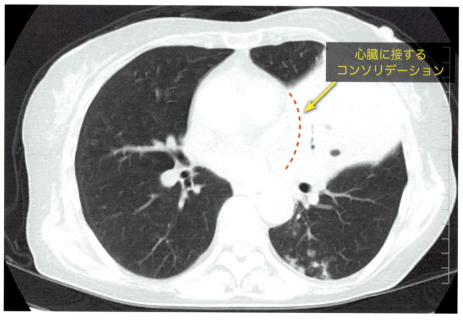

読影クイズ 初級 中級 上級
症例 2

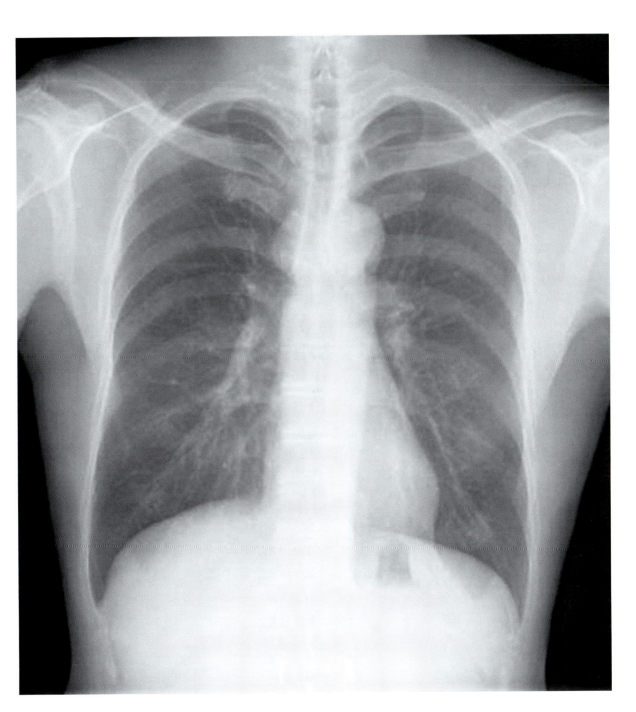

6 読影クイズ

［症例 2 の読影］

1 撮影条件：立位正面。

2 パッと見、左右対称。

3 横隔膜の高さ：正常範囲。

4 骨軟部陰影：異常所見なし。

5 気管偏位なし、縦隔気腫なし。**気管の右にポコンと突出する腫瘤影を認めますが、傍気管線はハッキリ見えます**ので、気管に接する病変ではないことがわかります。

6 気管分岐角開大なし。

7 肺動脈径拡大なし。

8 大動脈弓～ A-P window ～下行大動脈はしっかり追えます。

9 心拡大は認めません。

10 肋骨横隔膜角は両側鋭。

11 肺野にも異常陰影認めません。

- ということで、異常は 1 ヵ所だけです。傍気管線がハッキリ見える、気管の右に突出する腫瘤影です。なだらかに立ち上がっていますから **extrapleural sign 陽性**（238 ページ）、つまり肺外にあって、しかも気管に接していないということになりますから、**縦隔腫瘍**が考えられます。

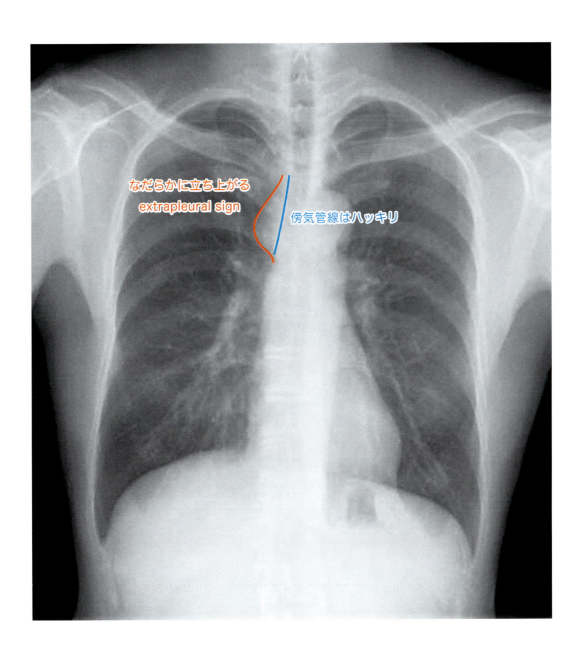

6 読影クイズ

[診断]

- 側面像、CT で**前縦隔腫瘍**と確認されました。

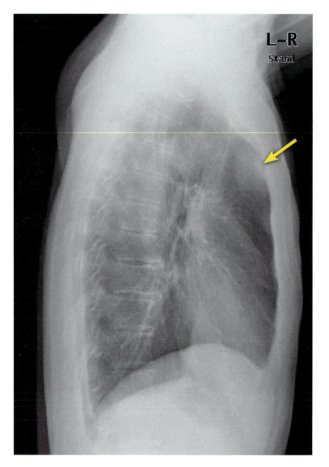

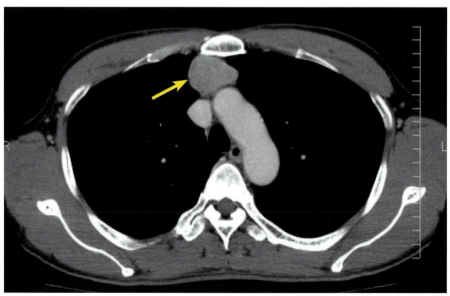

読影クイズ 初級 中級 上級
症例 3

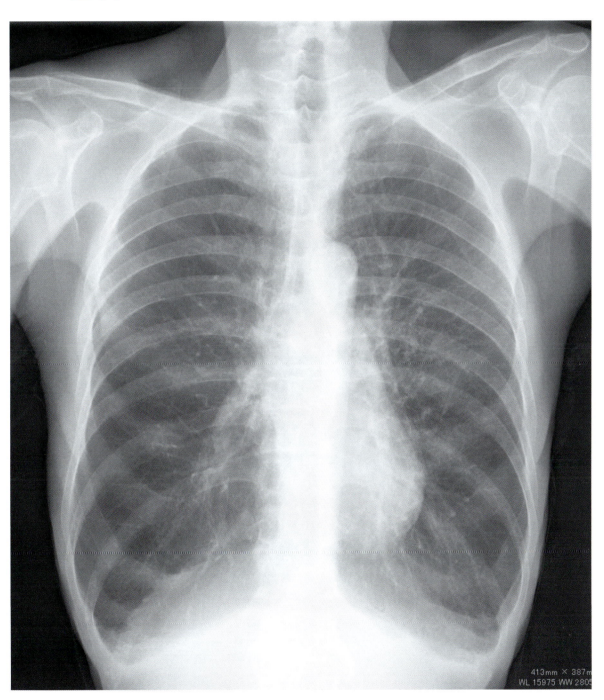

6 読影クイズ

[症例 3 の読影]

1. 撮影条件：立位正面。

2. パッと見、左右対称。

3. **横隔膜は両側低位（右第 12 肋骨と交差）。**

4. 骨軟部陰影：異常なし。

5. 気管偏位・縦隔気腫なし。傍気管線は見えます。

6. 気管分岐角、7. 肺動脈径も正常。

8. 大動脈弓〜 A-P window 〜下行大動脈と追えます。

9. 心陰影は小さめ。**滴状心**と言ってもいいでしょう。

10. **肋骨横隔膜角は両側鈍**になっています。横隔膜低位ですので、その影響と思われます。

11. 肺野に異常陰影を認めませんが、少し血管影が疎に見えます。

[診断]

- 両側横隔膜の低位＋肋骨横隔膜角が両側鈍、滴状心、肺野がやや黒い、ということで **COPD** と考えられます。

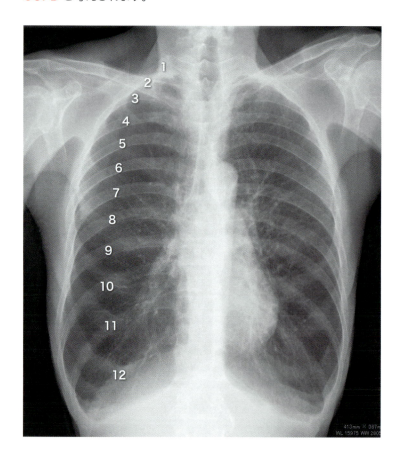

読影クイズ 初級 中級 上級
症例 4

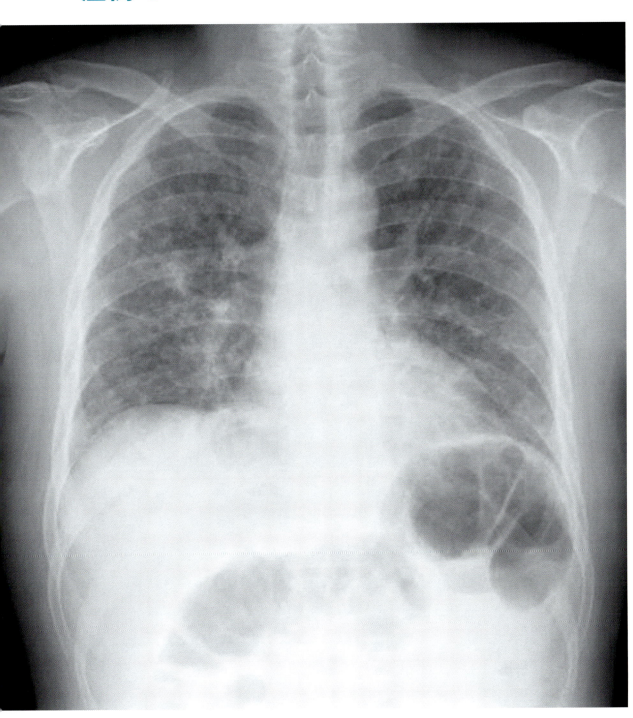

6 読影クイズ

[症例 4 の読影]

1️⃣ 撮影条件：立位正面。

2️⃣ パッと見、左右対称。

3️⃣ 横隔膜の高さ：第 9 肋骨がほぼ隠れる程度に両側**横隔膜挙上**。

4️⃣ 骨軟部陰影：異常なし。

5️⃣ 気管は位置も周囲も問題なし。

6️⃣ 気管分岐角開大なし。

7️⃣ 肺動脈径拡大なし。ちょっと不明瞭ですが…。

8️⃣ 大動脈弓〜 A-P window 〜下行大動脈は辺縁やや不明瞭ですが、シルエットサイン陽性とまでは言えないでしょう。

9️⃣ 心陰影：心胸比＞ 50％ですが、心臓の「張り」はあまりありません(79 ページ参照)。心不全を思わせるような、両側胸水やカーリー B 線もなく、**横隔膜挙上によって心臓が寝ている**ことによる変化と考えられます。

🔟 肋骨横隔膜角は鋭。

1️⃣1️⃣ 肺野：**両側、やや下肺野・末梢に優位のすりガラス影**。両側横隔膜挙上と合わせて、**線維化を伴う間質性肺炎**と考えられます。

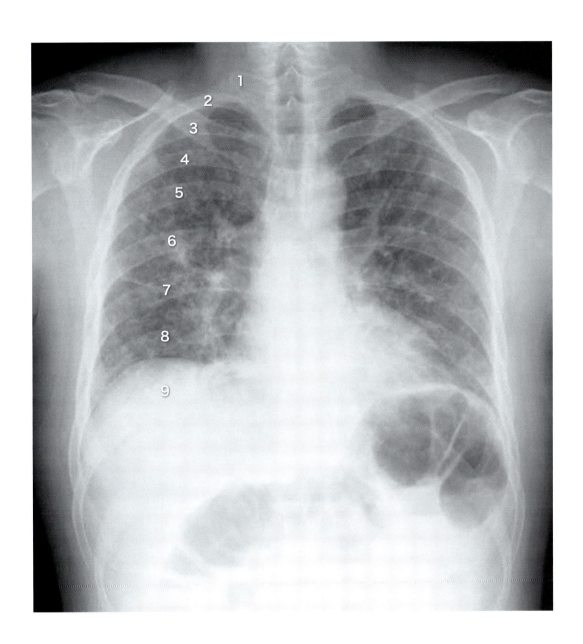

6 読影クイズ

[診断]

- 胸部 CT を見ると、両側びまん性に、胸膜直下優位でない、すりガラス影〜網状影主体の均一な、蜂巣肺を伴わない陰影があり、**NSIP パターンの間質性肺炎**と考えます。

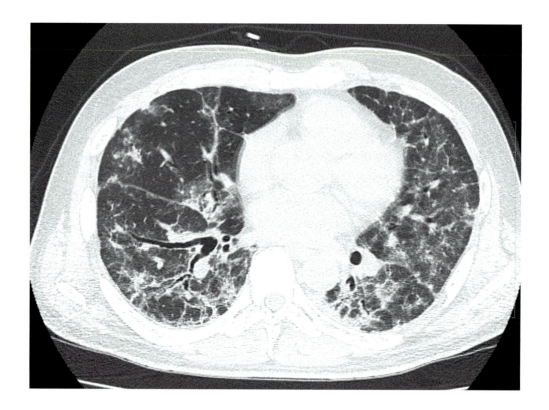

読影クイズ 初級 中級 上級
症例 5

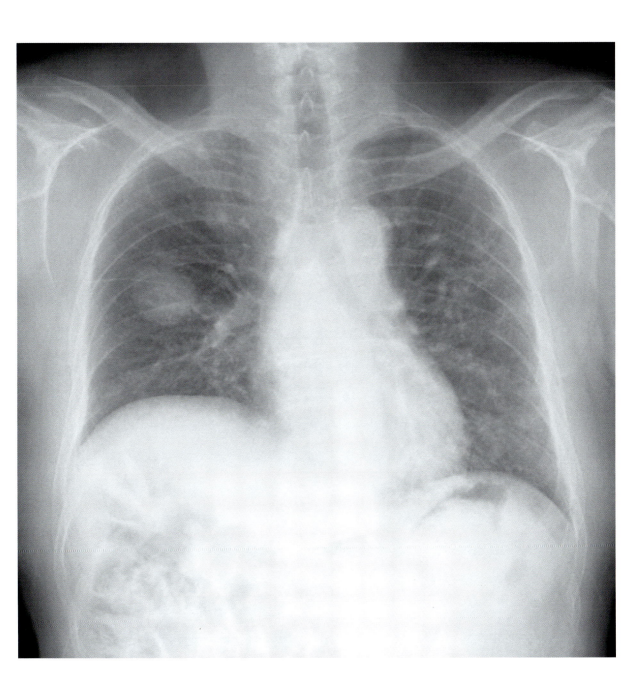

6 読影クイズ

[症例5の読影]

1. 撮影条件：立位正面。

2. パッと見、左右対称。

3. 横隔膜の高さ：両側挙上しています。

4. 骨軟部陰影：よくみるとやや側弯気味で、椎体の高さが減少しています。円背があるのかもしれません。側面像を確認しましょう。

5. 気管偏位なし、縦隔気腫なし。傍気管線はハッキリ見えます。

6. 気管分岐の角度自体は正常ですが、左主気管支が立っていて右の方が開いています。その理由を説明する病変は認めません。

7. 肺動脈径拡大なし。

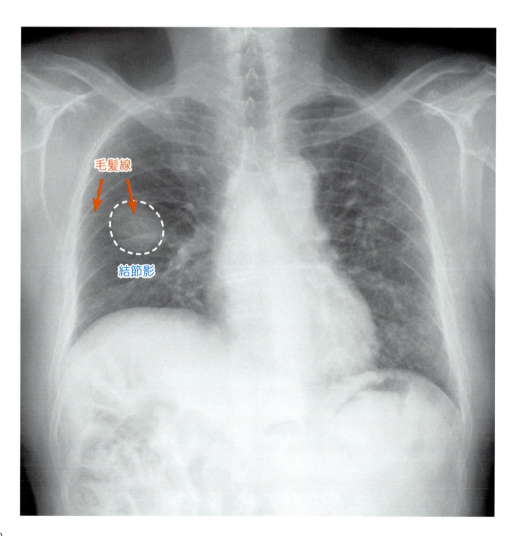

8 大動脈弓〜 A-P window 〜下行大動脈はしっかり追えます。

9 心胸比＜ 50％、心臓の位置も異常ありません。

10 肋骨横隔膜角は両側鋭。

11 肺野：右中肺野に**結節影**を認めます。結節影をかすめるように毛髪線も見られますが、特に線が消失するとか、影響を受けてはいないようです。**毛髪線と同じ高さで、毛髪線とは関わりのない部位**、ということで、この結節は**右下葉**にあることがわかります。

[診断]

- 側面像を見ると、円背であることがわかります。結節は、側面像では後ろに見えますね。

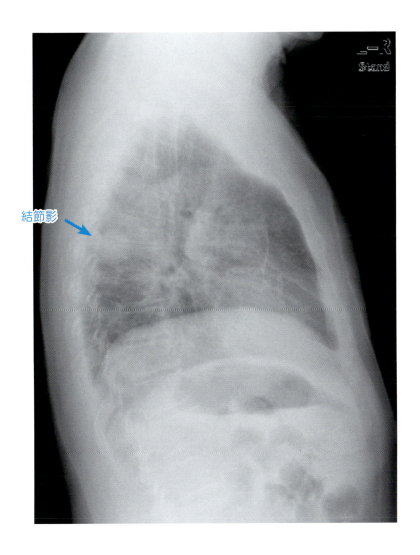

6 読影クイズ

- 右の葉間裂は側面像では下図のような配置であり、結節は青色の位置にあると考えられます。ここにある場合、毛髪線とは関わりがないわけです。胸部CTでも、結節が下葉にあることが確認できます。

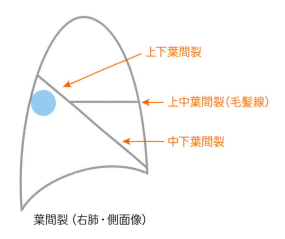

葉間裂（右肺・側面像）

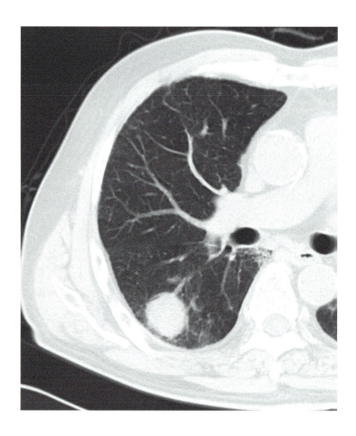

読影クイズ 初級 中級 上級
症例 6

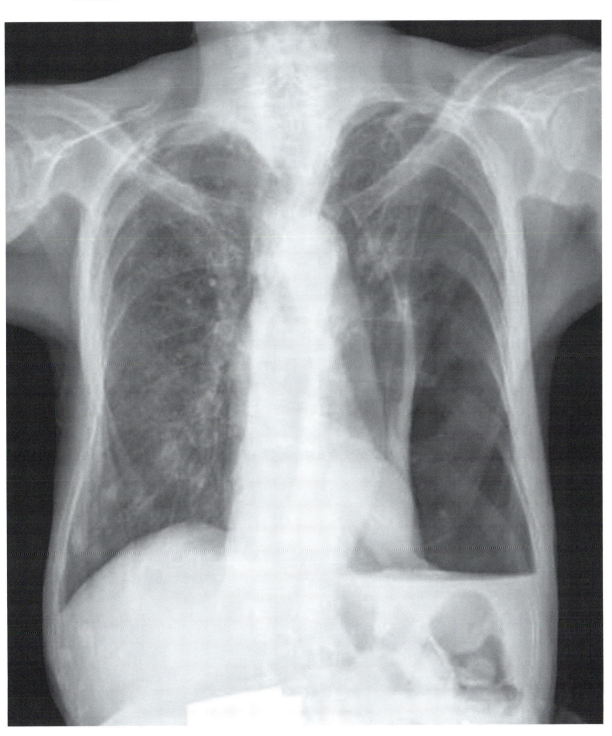

6 読影クイズ

［症例6の読影］

1 撮影条件：立位正面。

2 **パッと見、少し非対称**。若干側弯もありそうですが…。

3 横隔膜の高さ：右は第10肋骨と交差。左は**ニボー**があり胸水＋気胸の存在が疑われますが、胃泡の高さを見るに**若干低位**にも思います。

4 骨軟部陰影：異常なし。

5 **気管は右に偏位**し、縦隔気腫はなく、傍気管線は明瞭です。

6 気管分岐角は正常範囲です。

7 肺動脈、左はよくわかりません。右はOK。

8 大動脈弓〜 A-P window 〜下行大動脈はきちんと見えています。

9 心胸比＜50％、心臓位置は異常ありません。

10 **左肋骨横隔膜角が鈍**です。ニボーもあり、左気胸＋胸水を示唆します。

11 肺野：気管の右への偏位、左横隔膜やや低位、左のニボーより、**左緊張性気胸**＋**胸水**が疑われます。そこで肺の辺縁を探すと…、ありました。**その外側は肺紋理がなく、気腔であると考えられます。**

さらに、右下肺野に割とクッキリした結節影を見つけた方もおられるでしょう。

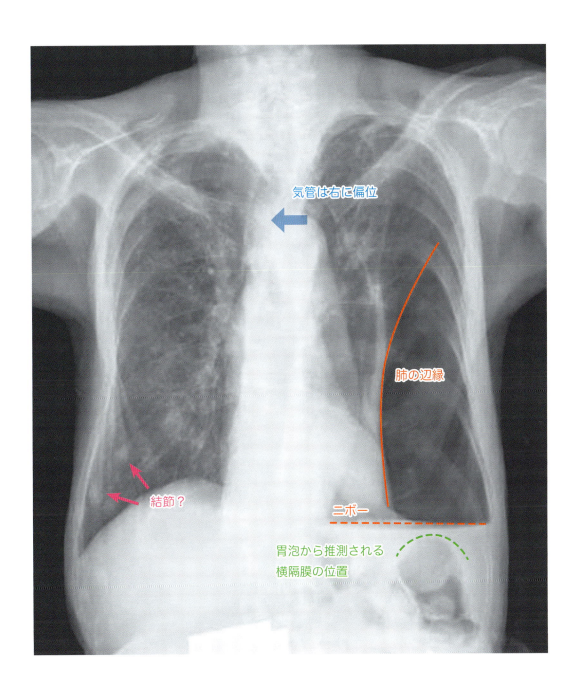

6 読影クイズ

[診断]

- **左緊張性気胸＋胸水**の診断で、胸腔ドレナージを挿入しました。挿入後のX線写真では**皮下気腫**が出現しています。

- 右下肺野に見られた結節のような陰影は、結節にしてはクッキリしすぎていました。骨の一部の濃度が上がっています。

- よくよく聴いてみると以前、転倒、胸部打撲歴があり、知らないうちに骨折し、治癒していたようです。**骨折の癒合後はこのように濃度が上昇し、結節のように見えることがあります。**

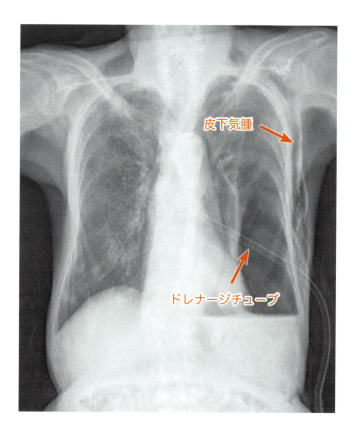

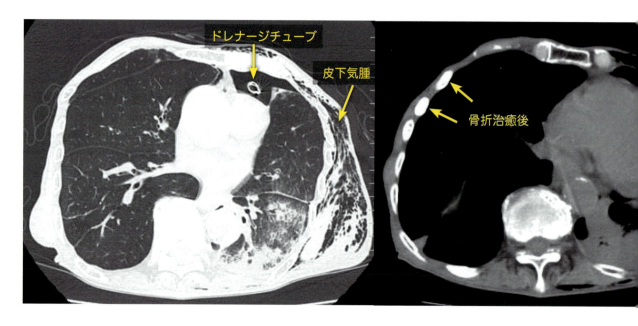

読影クイズ 初級 中級 上級
症例 7

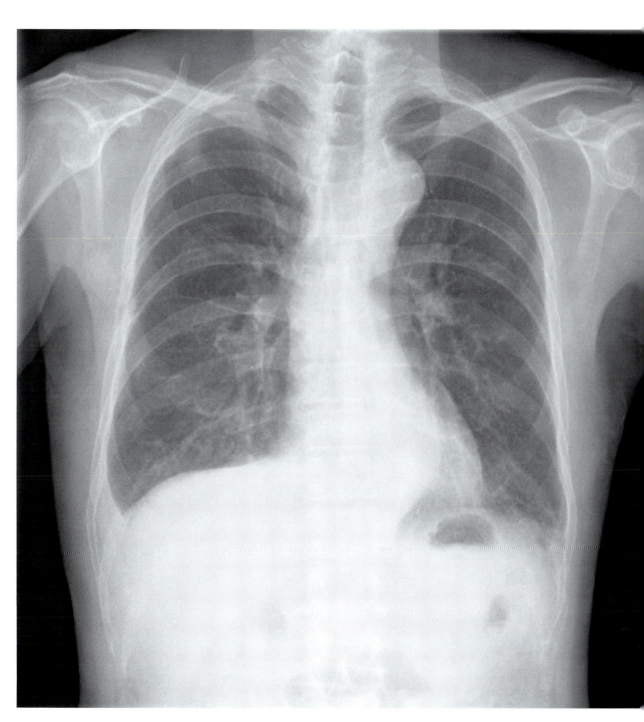

6 読影クイズ

［症例 7 の読影］

1. 撮影条件：立位正面。

2. パッと見、左右対称。

3. 横隔膜の高さ：正常範囲です。

4. 骨軟部陰影：異常所見なし。

5. 気管偏位なし・縦隔気腫なし。傍気管線は椎骨と重なって不明瞭。

6. 気管分岐角は少し開大しています。

7. 肺動脈径拡大なし。

8. 大動脈弓〜 A-P window 〜下行大動脈はしっかり追えます。大動脈は蛇行しています。

9. 心陰影：心拡大なし。

10. **肋骨横隔膜角は両側で鈍**。

11. 肺野：**毛髪線がやや明瞭化**しているように見えます。

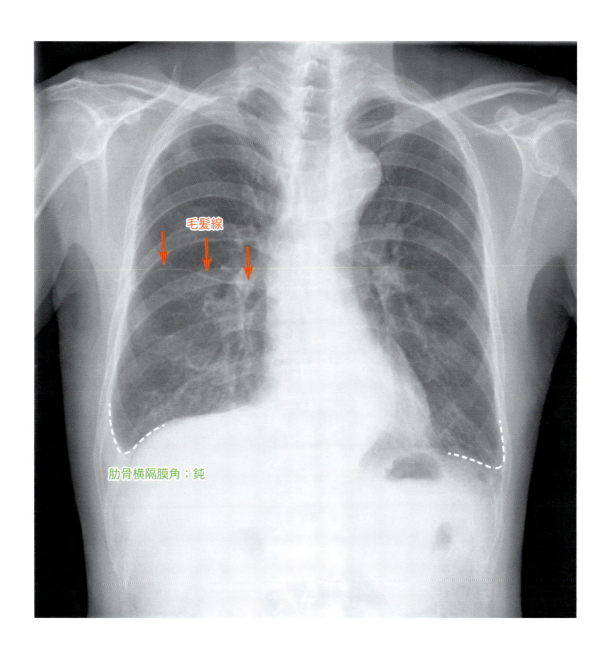

6 読影クイズ

[診断]

- 一見、異常なしに見えなくもありませんが、丹念に観察すれば［肋骨横隔膜角の鈍化＋毛髪線］から右胸水の存在が考えられ、左の肋骨横隔膜角にも気付かれるでしょう。つまり、**両側胸水**の存在が疑われます。
- 数日後には下の写真のように胸水の増加が見られました。**細菌性胸膜炎**＋**低アルブミン血症**による漏出でした。

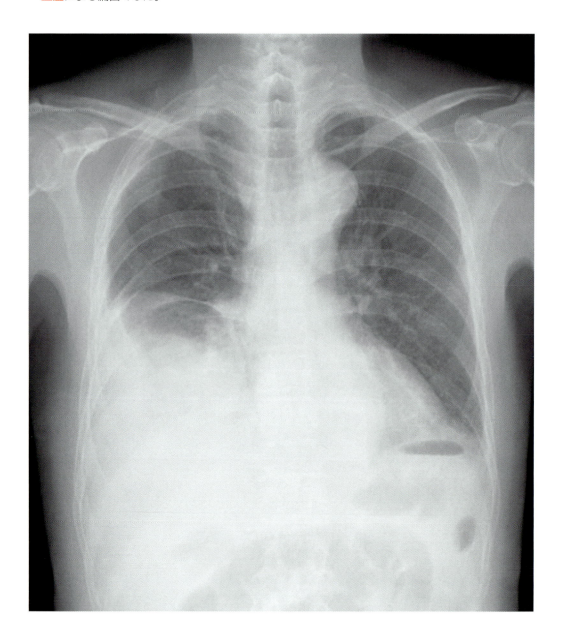

読影クイズ 初級 中級 上級

症例 8

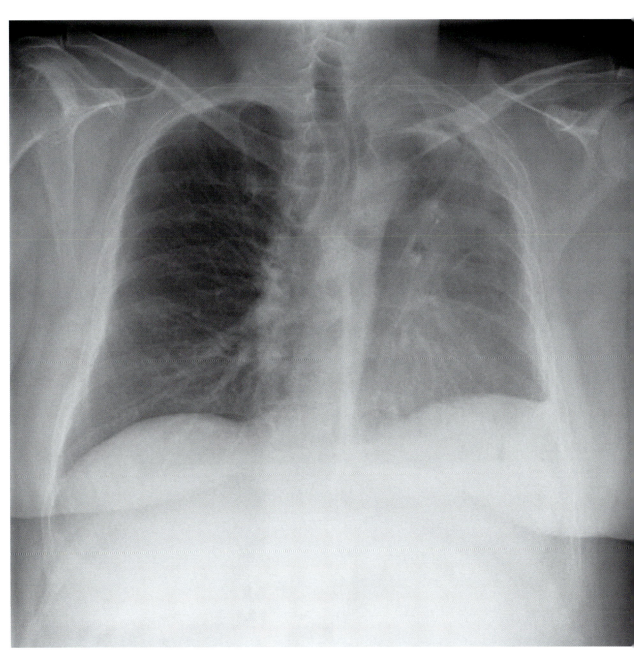

6 読影クイズ

［症例8の読影］

1 撮影条件：立位正面。

2 パッと見、左右非対称です。**左胸郭が縮小し、縦隔が左に引っ張り込まれています。**

3 横隔膜の高さ：左横隔膜高位。

4 骨軟部陰影：異常所見なし。

5 気管が左に偏位しています。縦隔に空気像がありますが、食道でしょうか。傍気管線はハッキリ見えます。

6 気管分岐角は開大し、左主気管支が上に引っ張られています。

7 右肺動脈径拡大なし。左は見えません。

8 大動脈弓、特に上部は見えません（シルエットサイン**陽性**）。しかし、下行大動脈はしっかり追えます（シルエットサイン**陰性**）。

9 心陰影：左4弓シルエットサイン**陽性**。心拡大は評価できません。

10 左肋骨横隔膜角は横隔膜挙上のためか鈍。

11 肺野：左肺野全体に濃度上昇が見られますが、肺紋理も見られますので、左肺の含気がすべて消失しているわけではなさそうです。

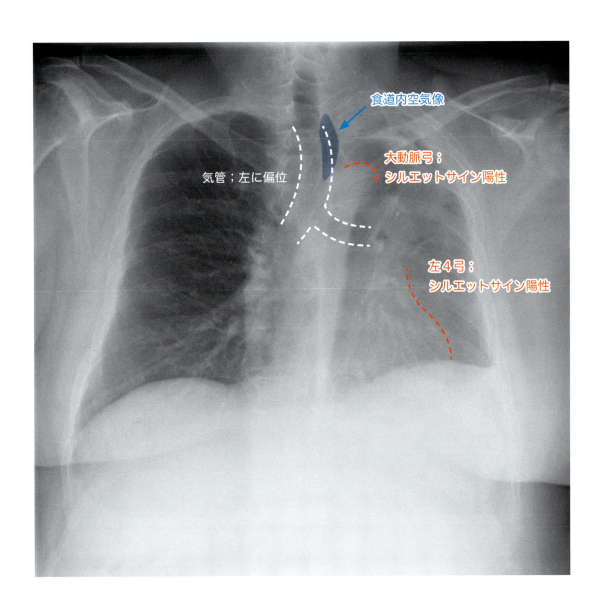

6 読影クイズ

[診断]

- 左肺の容量減少があるようです。割と均質にべったりと白い陰影で、片側であるところから**無気肺**が考えられます。含気はすべて無くなっているわけではないようですので、上葉か下葉、どちらかの無気肺とすると、どちらが考えられるでしょうか？

- ここでシルエットサインがものをいいます。**左4弓はシルエットサイン陽性**（つまり病変は心臓に接する）、**下行大動脈は陰性**（つまり下行大動脈には接していない）。

- ということで、病変は上葉、すなわち上葉無気肺と考えられます。大動脈弓も上葉に接していますので、辻褄が合います。

- 胸部CTでも前方（上葉）に無気肺が確認できます。

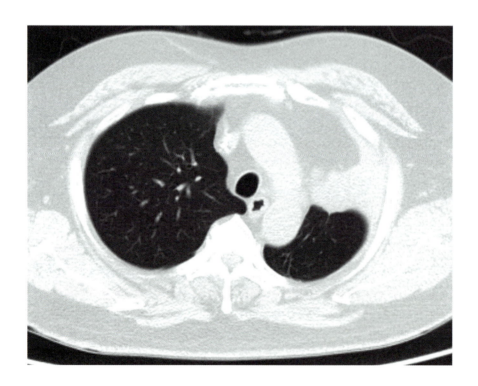

読影クイズ 初級 中級 上級
症例 9

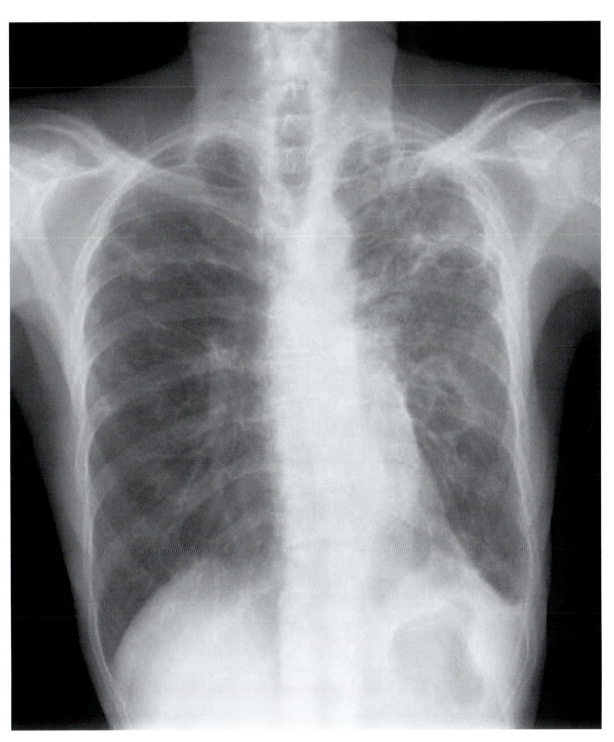

6 読影クイズ

［症例 9 の読影］

1 撮影条件：立位正面。

2 パッと見やや左右非対称で、側弯があります。

3 横隔膜の高さ自体は正しい位置にありますが、特に**内側部が不鮮明**になっています。引っ張り上げられているのかもしれません。（82 ページ参照）

4 骨軟部陰影は異常なし。

5 縦隔気腫はありません。傍気管線は不明瞭ですが、縦隔リンパ節腫脹を思わせるような縦隔の拡大はありません。

6 気管分岐角は、特に**左主気管支が上方に引っ張り上げられている**形で開大しています。少なくとも**左上葉が収縮**していると考えられます。

7 肺動脈径は正常ですが、肺門の位置は両側とも少し上に移動しているようです。

8 大動脈弓〜 A-P window 〜下行大動脈は見えています。

9 心拡大なく、心陰影はちゃんと見えています。

10 **左肋骨横隔膜角が鈍**で、左胸水が存在する可能性があります。

11 肺野には、**左＞右の上肺野優位**に**粒状影**、**空洞**を伴う結節〜腫瘤影があります。**トラムライン**も散在しています。

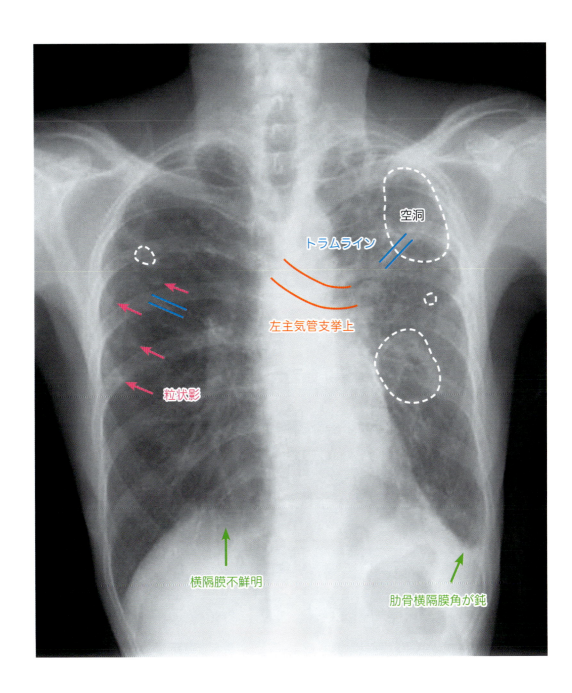

6 読影クイズ

[診断]

- 上葉優位の空洞を伴う結節〜腫瘤影、粒状影、気管支拡張像、左の胸水、それらが上葉の収縮を伴っているということで、**抗酸菌感染症**が最も考えられる所見です。

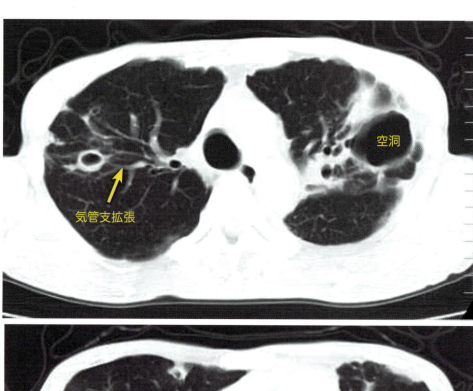

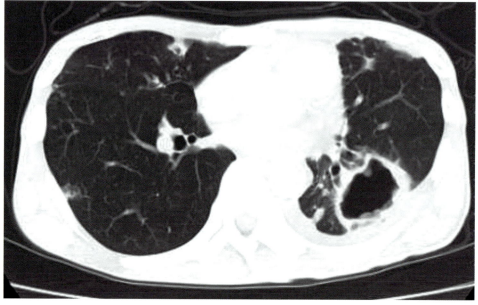

読影クイズ 初級 中級 上級
症例 10

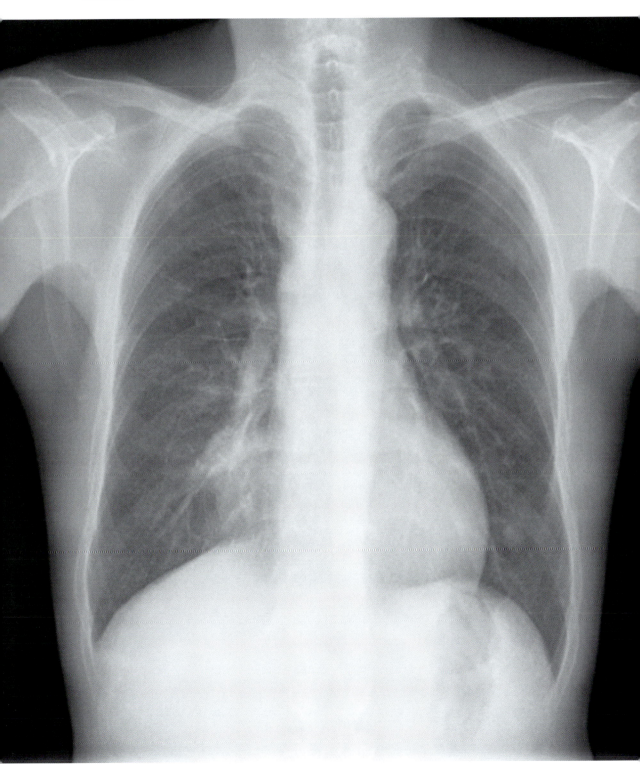

6 読影クイズ

[症例 10 の読影]

1. 撮影条件：立位正面。

2. パッと見、左右対称。

3. 横隔膜の高さ：正常範囲。

4. 骨軟部陰影：異常所見なし。

5. 気管偏位・縦隔気腫なし。傍気管線横の軟部影が厚くなり傍気管線は消失しています。

6. 気管分岐角は少し開大しています。

7. 肺動脈径拡大なし。しかし**右肺門が左よりも濃く見えます**。リンパ節腫脹があるのかも

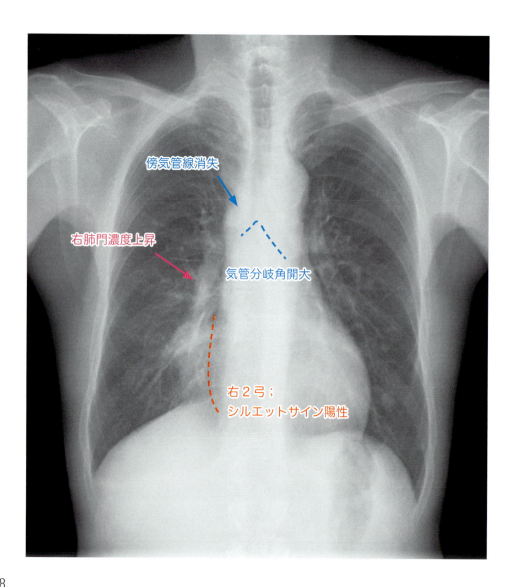

しれません。

8 大動脈弓～ A-P window ～下行大動脈はしっかり追えます。

9 心陰影：**右 2 弓シルエットサイン陽性**。心拡大は明らかにはなさそうです。

10 肋骨横隔膜角は両側鋭。

11 肺野：右下肺野に、右 2 弓シルエットサイン陽性、すなわち右中葉の陰影を認めます。側面像では前方に、心臓に重なって見えます。

- 陰影の性質評価は難しいですが、限局していること、外向きに凸にも見えることから、**結節影**としておきます。右側の各部リンパ節腫脹が見られる点も、結節の存在を示唆します。難しければ「限局性の高吸収域」「限局性濃度上昇」としておいても構いません。

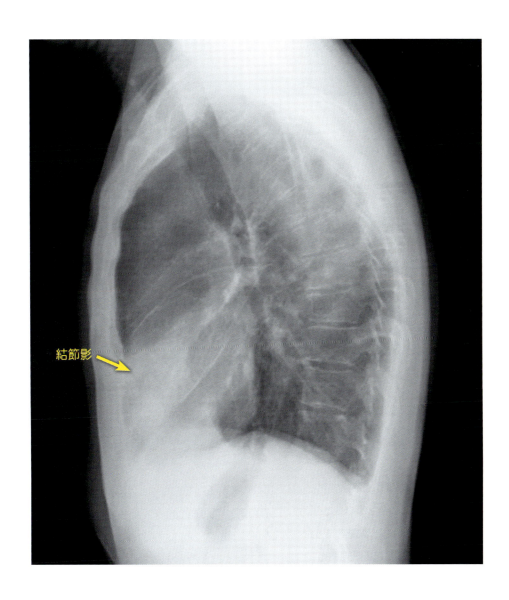

6 読影クイズ

[診断]

- 右中葉の結節影です。リンパの流れ（72ページ）に従って、**右肺門、気管分岐下、さらに気管傍リンパ節腫脹**が見られます。

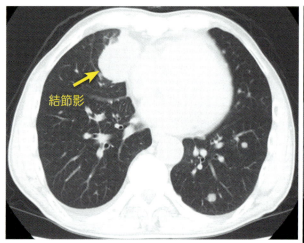

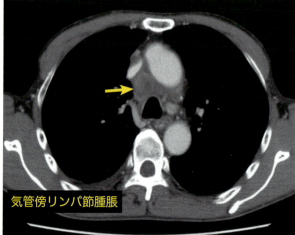

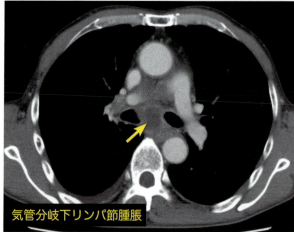

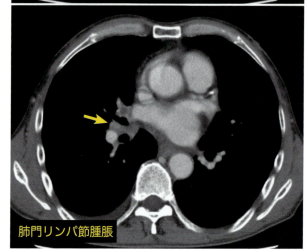

読影クイズ 初級 中級 上級
症例 11

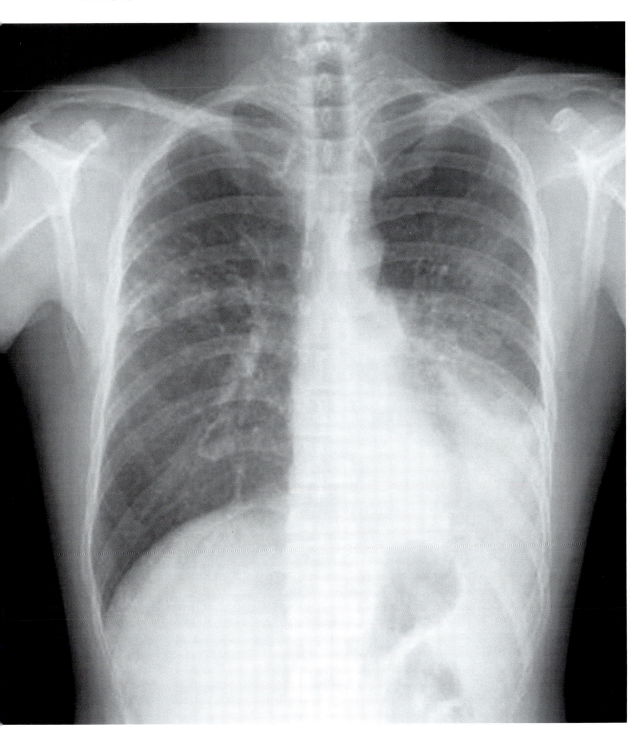

[症例11の読影]

1 撮影条件：立位正面。

2 パッと見、**左横隔膜が見えません**。シルエットサイン陽性の陰影があるようですが、後で評価しましょう。

3 横隔膜の高さ：右は問題なし。左も胃泡の位置からして、少なくとも位置は問題なさそうです。

4 骨軟部陰影は異常ありません。

5 気管の位置に異常なく、縦隔気腫もなく、傍気管線はきちんと見えています。

6 気管分岐角も問題ありません。

7 肺動脈径も正常です。

8 大動脈弓は見えていますが、A-P window あたりから**下行大動脈は全く見えず、シルエットサイン陽性の陰影があります**。

9 一方、心陰影はしっかりと見えていて、シルエットサイン陰性です。心胸比＜50％で、心拡大はありません。

10 左肋骨横隔膜角は（横隔膜とともに）消失しています。

11 肺野：**左下肺野**に心陰影とシルエットサイン陰性、**下行大動脈および横隔膜とシルエットサイン陽性**の**コンソリデーション**を認めます。気管の偏位、横隔膜の位置異常など、肺容積の変化を伴っていないので、（エアブロンコグラムはハッキリしないものの）コンソリデーションと言っておきます。

右中肺野やや末梢側、左中肺野に**粒状影～コンソリデーション**を認めます。右の陰影は**毛髪線**で境されていて、上葉に陰影があることがわかります。

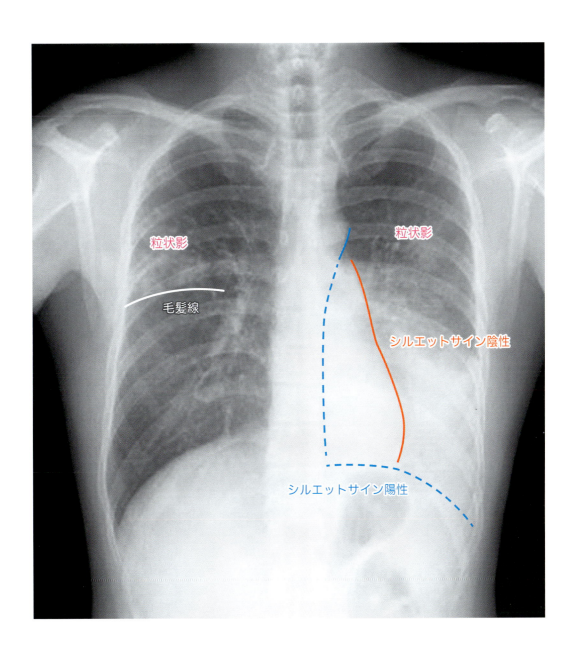

6 読影クイズ

［診断］

- 胸部X線写真からは右上葉と左下葉中心に粒状影〜コンソリデーションがあることから、まずは大葉性〜気管支肺炎が考えられますが、胸部CTを見ると小葉中心性粒状影が融合傾向であり、その結果コンソリデーションを来している様子。**CT angiogram sign**（233ページ）も見えていますね。
- 実はこの症例、健診発見で症状に乏しかったのです。となると、細菌性肺炎は考えにくいですね。答えは、**浸潤性粘液産生性腺癌**という、粘液を産生して細気管支や肺胞を水浸しにする疾患で生じた陰影でした。

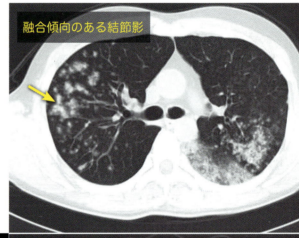

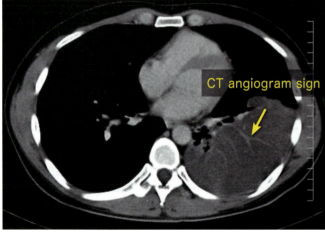

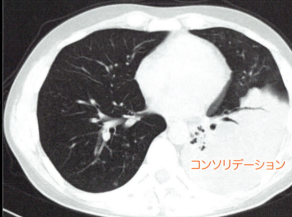

読影クイズ 初級 中級 上級
症例 12

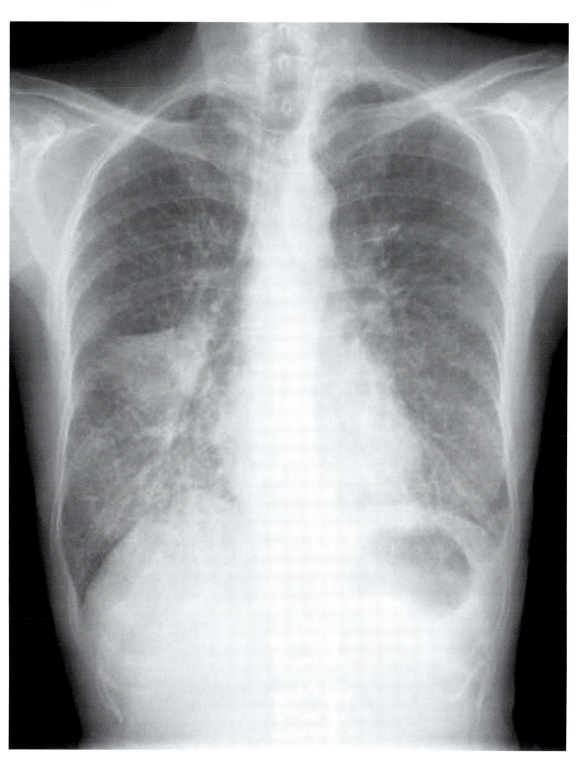

6 読影クイズ

[症例 12 の読影]

1 撮影条件：立位正面。

2 パッと見、やや側弯あり。左横隔膜が少し高く、肋骨横隔膜角も鈍ですが、後で評価しましょう。

3 横隔膜の高さ：右横隔膜と第 10 肋間が交差しており高さは正常範囲ですが、右横隔膜は少し尖っています。これは症例 9 で見た横隔膜内側部の不鮮明化と同様、<u>横隔膜が引っ張り上げられている</u>所見です。(82 ページ参照)

左横隔膜は、形はいいのですが、右とさほど高さが変わりません。そう思って<u>胃泡を見ると、少し肺と離れています</u>ね。胸水があるのか？ 肋骨横隔膜角は鈍。なるほど、そういうことか、って感じです。

4 骨軟部陰影は異常ありません。

5 <u>気管は少し右に偏位</u>しているようです。縦隔気腫はなく、傍気管線はきちんと見えています。

6 気管分岐角は少し左が開いているか、ぎりぎりセーフか、ぐらいの感じです。

7 肺動脈は特に左で不明瞭です。径の拡大は評価困難です。右は後述する陰影があるものの、かろうじて見えています。

8 大動脈弓〜 A-P window 〜下行大動脈はちゃんと追えます。

9 心陰影は特に右で少しぼやけていますが、まあ見えています。心胸比はく 50％です。

10 **左肋骨横隔膜角が鈍**で、上で述べたとおり左胸水が考えられます。

11 肺野でまず目立つのは右中下肺野のべたっとした陰影。上部は線でビシッと境されており、<u>毛髪線より下</u>の陰影、すなわち右中葉の陰影であることがわかります。かつ右横隔膜が引っ張り上げられ、気管も右に引っ張り込まれているということで、**右中葉の無気肺**と考えられます。右の肺動脈が見えている（シルエットサイン陰性）ことも、中葉の病変であることを支持する所見です。

また、肺の末梢に<u>カーリーの B 線</u>が見え、<u>左の胸水</u>と合わせ、広義間質肥厚像、水腫様陰影といえます。

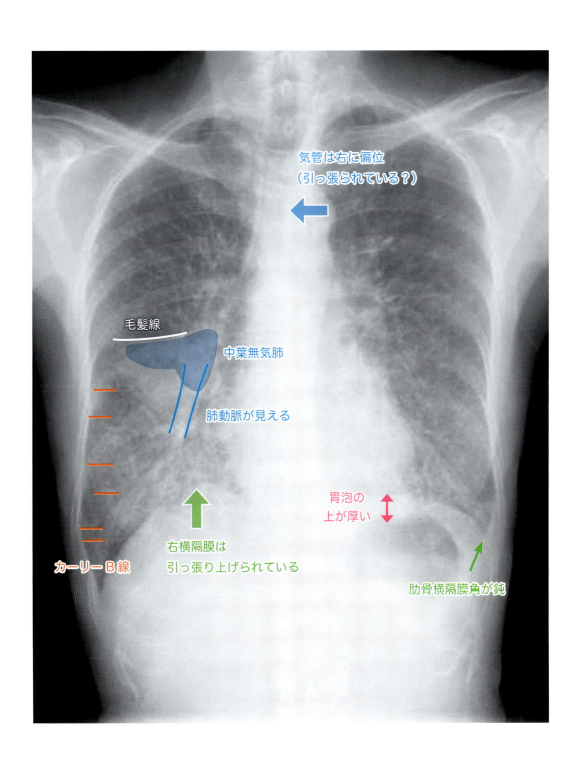

6 読影クイズ

[診断]

- 右中葉の陰影を CT で見ると、内部に**エアブロンコグラムを認めない**ことも、無気肺を支持する所見です。左胸水も確認できます。また、肺動脈は下葉を通っていることがわかります（肺動脈が見える理由）。
- じゃあ、鑑別診断はどうなるか？　中葉無気肺と広義間質の肥厚像を一元的に説明できるものとして、やはり**肺癌**が第一に挙げられるでしょう。**無気肺を作り、かつ癌性リンパ管症、癌性胸膜炎を来している**、という所見です。心不全をはじめ、他の疾患ではなかなか一元的な説明は困難と言えるでしょう。

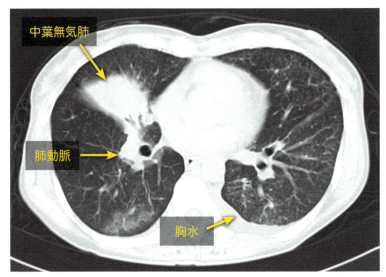

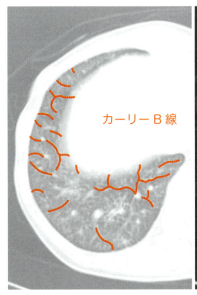

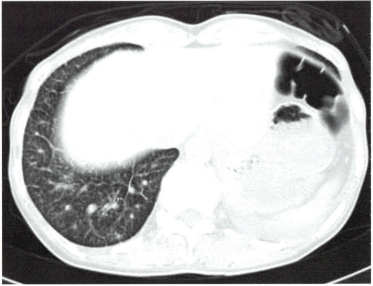

読影クイズ 初級 中級 上級

症例 13

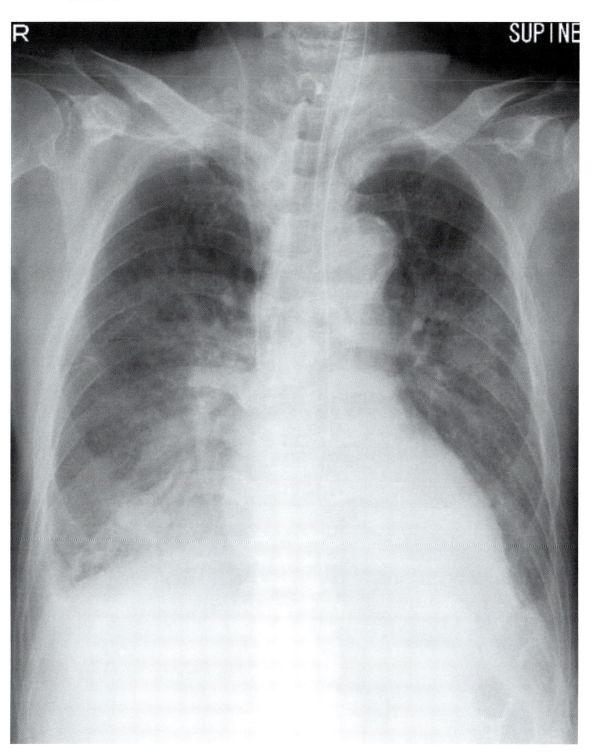

6 読影クイズ

[症例13の読影]

1. 撮影条件：**臥位**正面（右上にSUPINEと印字）。
2. 撮影角度は真正面ではありませんが、パッと見はおおよそ左右対称に思えます。
3. 横隔膜の高さ：臥位なので評価困難ですが、極端な異常はなさそうです。両側とも不明瞭（シルエットサイン陽性）です。
4. 骨軟部陰影：異常所見なし。気管内挿管チューブ、中心静脈ライン、胃管が挿入されています。
5. 気管偏位、傍気管線は評価不能。縦隔気腫なし。
6. 気管分岐角は少し開大しています。

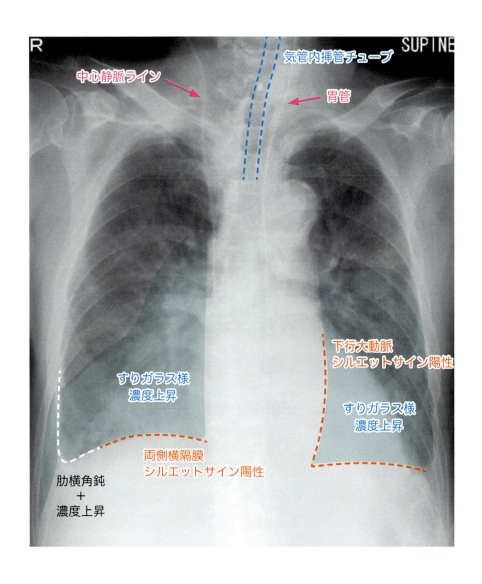

7️⃣ 肺動脈は肺野の陰影と重なり不明瞭。**特に右側では肺門付近の肺野濃度が上昇**しているように見えます。左右均等ではありませんが、バタフライ様にも見えます。

8️⃣ 大動脈弓〜A-P window は認識できますが、**下行大動脈は不明瞭（シルエットサイン陽性）** です。

9️⃣ 心陰影：心臓は大きめですが、臥位なので評価困難です。以前の画像と比較したいところです。

🔟 肋骨横隔膜角は両側鈍。特に右肋横角付近では胸膜に沿って厚みのある濃度上昇域が見られ、**胸水**の存在が考えられます。

1️⃣1️⃣ 肺野：下肺野優位の濃度上昇域（右＞左）を認めます。

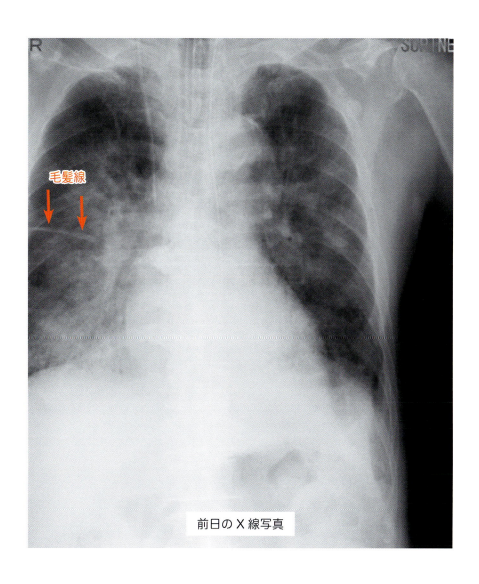

前日の X 線写真

6 読影クイズ

- ポータブル写真（AP像）は通常、ベッド上臥位で撮影され、正確な正面像でない可能性があります。また、縦隔・心陰影が拡大する、気管分岐角が開く、横隔膜が挙上する、胸水は下でなく背部に貯留する、などの変化が起こる可能性があるため、PA像と同じように評価することは難しいものです。
- それでも、陰影があるとか、シルエットサインとかはアテにできます。また、経時的に見ることで情報量が増えますから、以前の写真があれば比較することも大事です。

[診断]

- 肋骨横隔膜角鈍、胸膜に沿った濃度上昇から、毛髪線は見られないものの、胸水の存在が考えられます。両側肺野の濃度上昇が胸水だけなのかどうかはハッキリしません。
- 前日のX線写真（同じくポータブルAP像）ではクッキリと**毛髪線**が見え、左右差が大きく（右＞左）、心陰影は少し小さく見えます。このことからも胸水の存在は確実でしょうし、前日と比較すると心拡大はありそうです。
- 前日のCTを見ると、右下葉中心にコンソリデーション＋すりガラス影、それに胸水と広義間質の肥厚像があり、左にもわずかに胸水と広義間質の肥厚像がありました。
- 症例は比較的急速な咳、痰、発熱、呼吸困難があり、炎症所見などから**肺炎**＋**心不全**と診断しました。右優位の陰影は、右下の側臥位で寝ていたことから、右に水が溜まったものと考えられました。
- 前日のCTでは左肺野にコンソリデーションは見られませんが、1日後には酸素化の悪化もあり、X線写真で下行大動脈シルエットサイン陽性であることから、左下葉にコンソリデーションが出現したと考えられます。

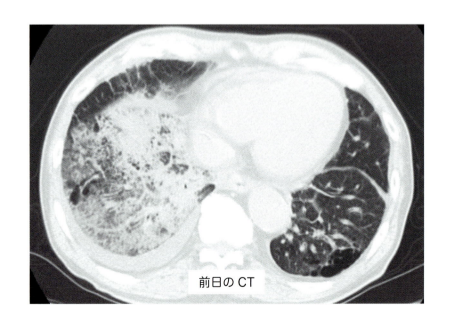

前日のCT

読影クイズ 初級 中級 上級
症例 14

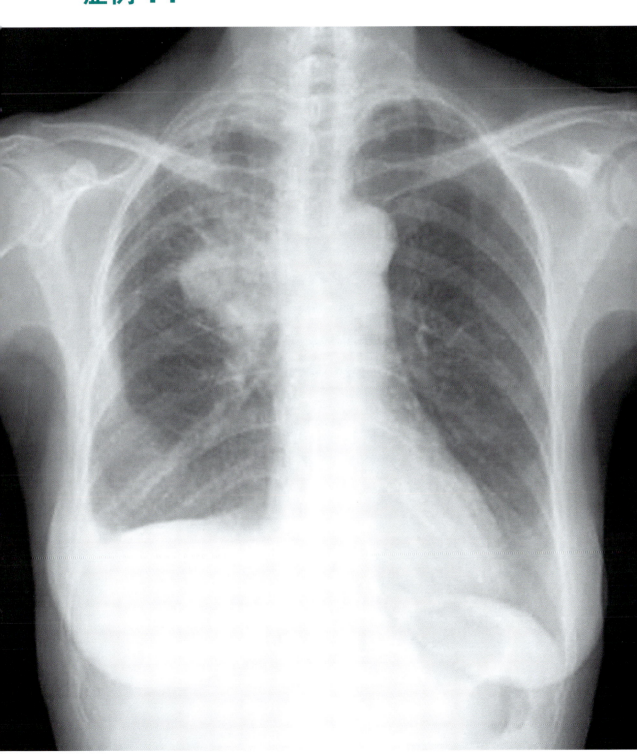

6 読影クイズ

［症例 14 の読影］

1 撮影条件：立位正面。

2 パッと見、右が小さいように思います。

3 横隔膜の高さ：右肺が小さいように思いましたが、第 10 肋骨と交差していますから、挙上しているとは言えません。

4 骨軟部陰影：よーく見ると、**右第 5 肋骨が途中で追えなくなっています**。**溶骨性変化**と考えられます。

5 気管偏位・縦隔気腫はなく、**傍気管線は消失**しています。

6 気管分岐角は開大していません。

7 肺動脈は一部、**肺門付近の腫瘤**と重なり、消失しています（**シルエットサイン陽性**）。

8 大動脈弓〜 A-P window 〜下行大動脈は追えます。

9 心拡大はありませんが、**10** **右肋骨横隔膜角が鈍**で、**右胸水**が疑われます。

11 肺野：右肺門付近の腫瘤には**スピキュラ**が見られます。それ以外に、**右下肺野も濃度が上昇**しています。ただし、こちらは辺縁がボンヤリしています。

- まとめると、右肺門付近のスピキュラを伴う腫瘤が気管に接して傍気管線を消失させ、右胸水と第 5 肋骨の溶骨性骨転移を来している、おそらく**原発性肺癌**であろうと考えられます。

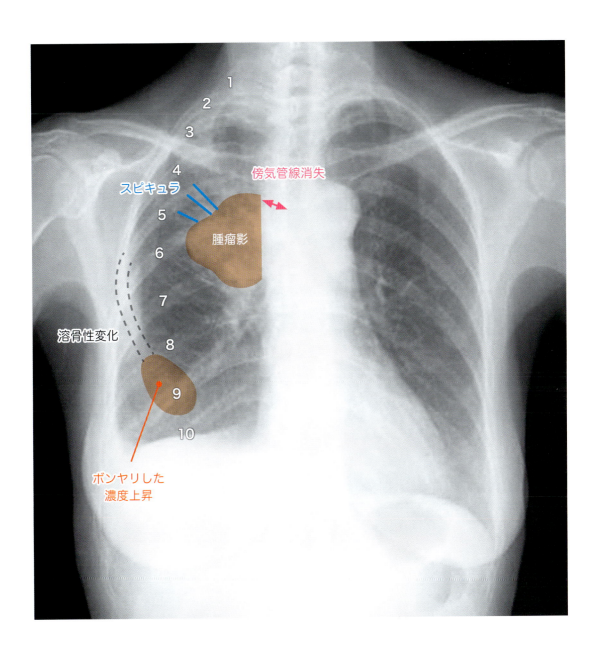

6 読影クイズ

[診断]

- CTで確認すると、右第5肋骨は溶骨し、転移巣を反映して軟部影が増生しています。右下肺野のボンヤリとした濃度上昇は、**extrapleural sign** であったのですね。

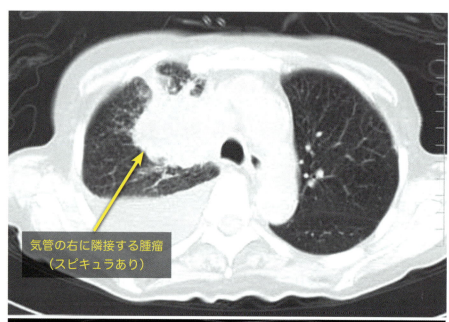

気管の右に隣接する腫瘤
（スピキュラあり）

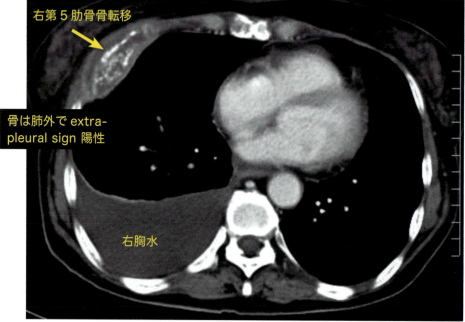

右第5肋骨骨転移

骨は肺外で extra-pleural sign 陽性

右胸水

読影クイズ 初級 中級 上級
症例 15

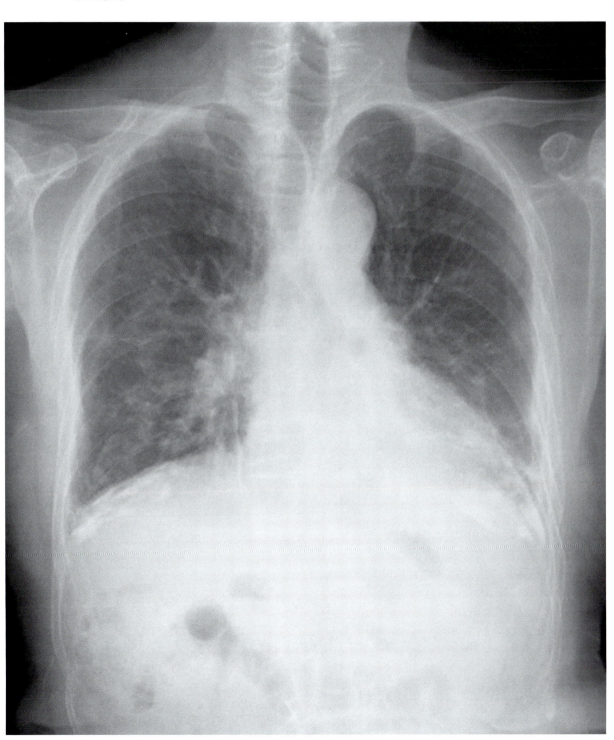

6 読影クイズ

[症例 15 の読影]

1. 撮影条件：立位正面。

2. パッと見、左右対称。

3. 横隔膜の高さ：正常範囲。

4. 骨軟部陰影：やや側弯あり、椎体の高さが減少しているように見えます。円背があるように見えるので、側面像も確認します。**両側横隔膜下や椎体に並行して帯状の石灰化陰影**を認めます。

5. 気管偏位、傍気管線は評価不能です。縦隔気腫なし。

6. 気管分岐角は少し開大しています。

7. 肺動脈は若干拡大気味です。

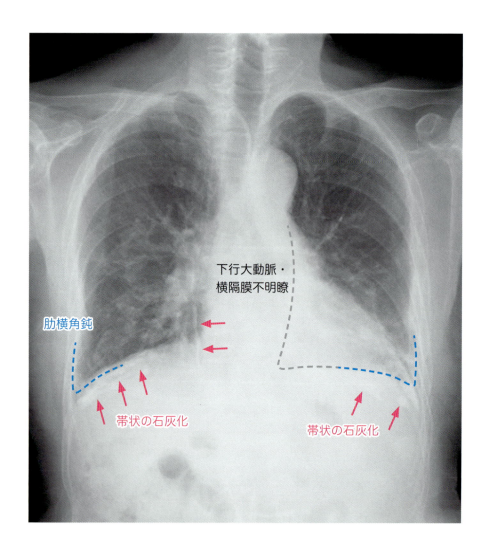

8 大動脈弓～A-P window は認識できますが、下行大動脈は不明瞭（シルエットサイン陽性）です。

9 心陰影：心胸郭比は大きめですが、心臓は薄く、円背によって胸郭の高さが減少したことで、心臓が横向きになったことによるものと考えられます。

10 肋骨横隔膜角は両側鈍です。ただ、胸膜直下付近が丸く持ち上がってはいないので、胸水があるというよりは、陳旧性の変化かもしれません。

11 肺野：**両側下肺野優位の濃度上昇**を認めます。特に左肺野の濃度上昇は、**下行大動脈や横隔膜のシルエットサインが陽性**ですので、そのあたりに接する病変があるのかもしれません。

- 側面像を確認すると、やはり円背ですね。側面でも石灰化像はしっかり見えています。

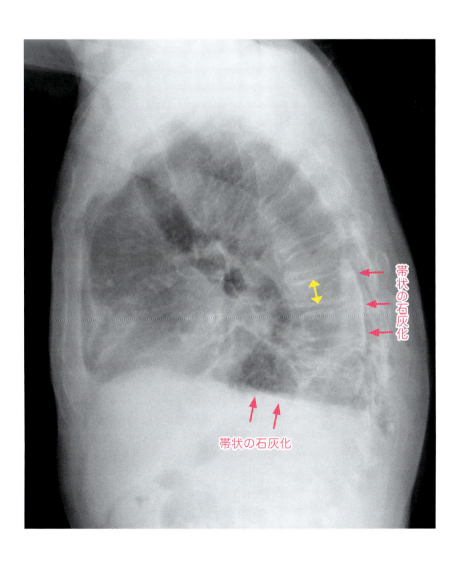

6 読影クイズ

[診断]

- 症例はアスベスト曝露歴があり、CTで横隔膜や傍椎骨部に石灰化を伴う**胸膜斑**がべったりと存在しているのが確認できました。胸膜斑は広範囲だと肺野の濃度も上昇して見えるため、病変の評価が難しくなります。
- CTで左胸水、下行大動脈に接する結節影を確認しましたが、胸部X線写真だけではなかなか難しかった症例でした。

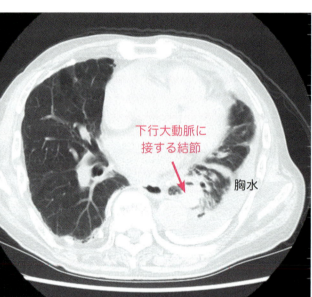
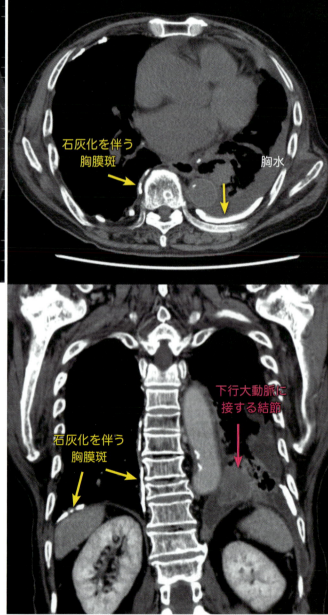

索引

レジデントのための
やさしイイ胸部画像教室

[欧文]

AAH : atypical adenomatous hyperplasia	236
ABPA : allergic bronchopulmonary aspergillosis	247
air bronchogram	149
air space	113
AP 像	12
A-P window	54
atelectasis	131
BHL : bilateral hilar lymphadenopathy	61
bleb	107
bulla	107
cephalization	70
collapse	131
compression atelectasis	126
consolidation	145
COP : cryptogenic organizing pneumonia	168
COPD	33, 262
CP angle	81
CPFE : combined pulmonary fibrosis and emphysema	170
CT	180
CT angiogram sign	233, 294
DPB : diffuse panbronchiolitis	198, 212
egg-shell	214
extrapleural sign	238, 258, 306
FDG-PET	237
fine crackles	154
GGO : ground-glass opacity	236
Golden S sign	133
Haemophilus influenzae	211
hair line	90
halo sign	235
hilum overlay sign	63
histiocytosis X	213
honeycomb lung	160
HRCT	162
HTLV-1 関連肺疾患	202
inverted S sign	133
IPF : idiopathic pulmonary fibrosis	162
Kerley's B line	190, 296
Kohn 孔	146
LCH : Langerhans cell histiocytosis	213
MAC : *Mycobacterium avium* complex	205
Mycobacterium kansasii	207
niveau	115
notch	230
NSIP : nonspecific interstitial pneumonia	166, 266
OP : organizing pneumonia	168
PA 像	11
pack-years	110
passive atelectasis	126
pericardial fat pad	99
plaque	22
PMF : progressive massive fibrosis	214
reversed halo sign	169
saber-sheath trachea	47
signet ring sign	244
spicula	228
tram line	246
tree-in-bud	199, 203, 212
UIP : usual interstitial pneumonia	162
vanishing tumor	125
VATS	237

[ア]

アスベスト	22
アレルギー性気管支肺アスペルギルス症	247
悪性腫瘍	220
圧迫骨折	93
圧迫性無気肺	126

[イ]

インフルエンザ菌	211
胃管	101, 300
胃泡	36, 123
異型腺腫様過形成	236

[ウ]

うっ血性心不全	189
右主気管支	55

右房	78
右腕頭静脈	37
内股分岐	56

[エ]

エアトラッピング	213
エアブロンコグラム	148
円背	93

[オ]

オッカムの剃刀	17
横隔神経麻痺	43
横隔膜	81
横隔膜挙上	32
横隔膜低位	32
横隔膜不鮮明化	82, 284
横隔膜平低化	81
黄色ブドウ球菌	211

[カ]

カーリーのA線	190
カーリーのB線	190, 296
カーリーのC線	68, 190
がに股分岐	57
下行大動脈	53
下舌区	8
下肺野	85
下葉	8
過敏性肺炎	200
過膨張	109
塊状線維化巣	214
片側性陰影	87
間質	188, 216
間質性肺炎	152, 162, 266
癌性胸膜炎	298
癌性リンパ管症	220, 298

[キ]

気管	42
気管狭窄	47
気管支拡張	159
気管支拡張症	243
気管支結核	137
気管支血管束	216
気管支肺炎	210
気管内挿管チューブ	101, 300
気管分岐下リンパ節	57, 72, 290
気管分岐角	56

気管分岐部	55
気管偏位	42
気管傍リンパ節	72, 290
気胸	111
気腫	108, 170
気道壁肥厚	208
器質化肺炎	168
奇静脈	50
奇静脈弓	50
亀背	93
逆Sサイン	133
急性好酸球性肺炎	222
胸郭	32
胸郭の対称性	93
胸腔ドレナージ	101, 274
胸骨	30
胸水	117, 121
胸膜	117, 216
胸膜陥入像	229
胸膜斑	22, 310
胸膜病変	238
胸膜癒着	81
狭義の間質	188
鏡面形成像	115
仰臥位	11
緊張性気胸	33, 272

[ク]

クレブシエラ	211
空洞	203, 231

[ケ]

珪肺結節	214
経鼻胃管	101, 300
結核	203
結核腫	234
結核性胸膜炎	22
結核類似型MAC症	205
結節影	227
結節・気管支拡張型MAC症	205
血管影	94, 105, 134
血管短軸像	95
血気胸	116
血行性肺転移	224
牽引性気管支拡張	159
限局性すりガラス影	236
原発性肺癌	74, 228, 304
原発巣	224